おいしい、簡単！
これなら続く

塩分1日6g

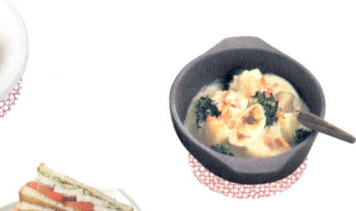

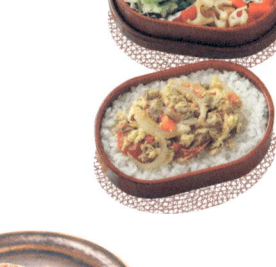

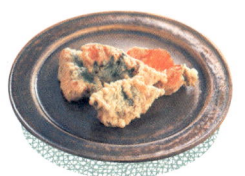

減塩
おかずとお弁当

女子栄養大学出版部
栄養と料理 編

はじめに

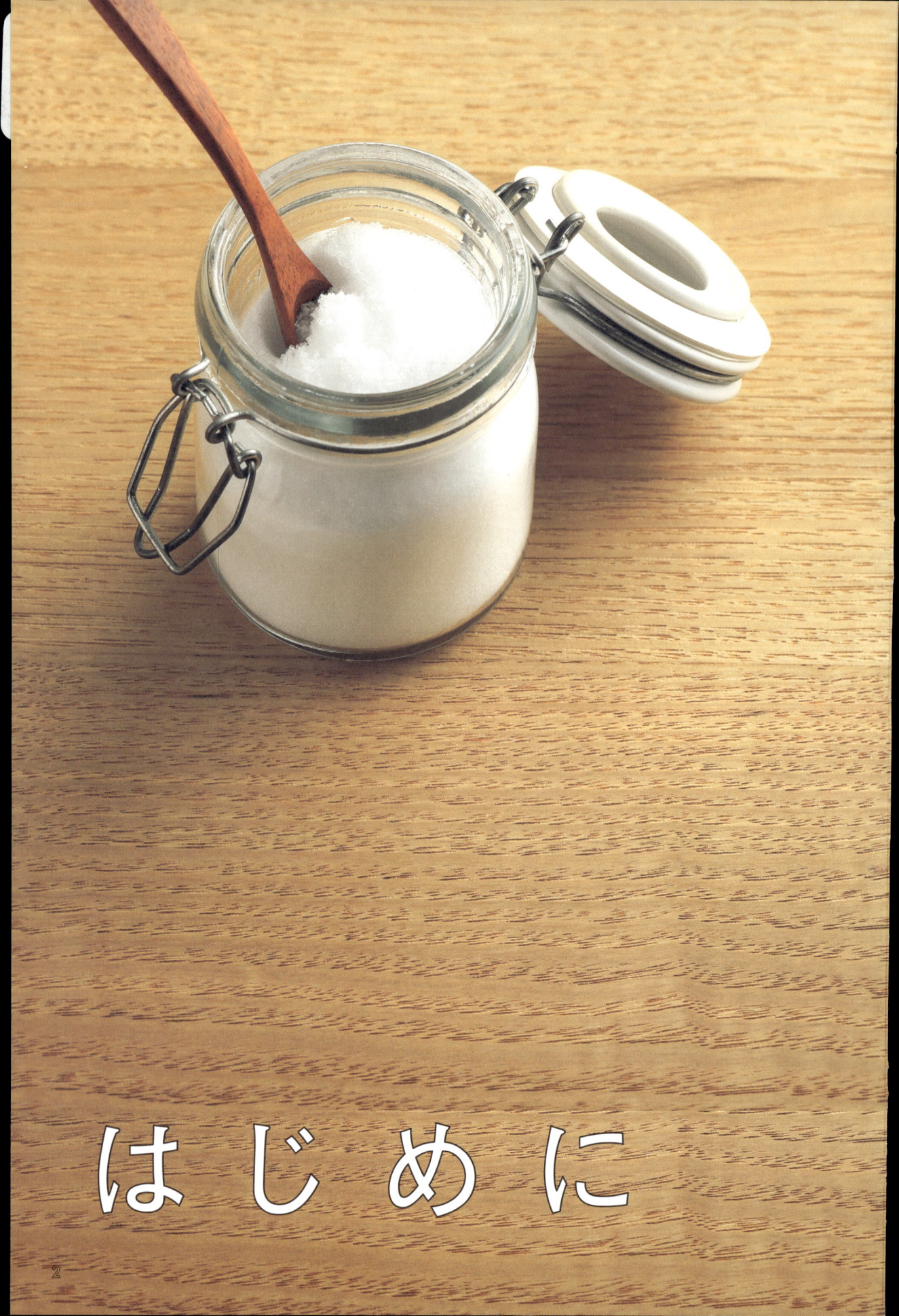

\\ 家族と自分の健康のために //

減塩生活を始めましょう

長続きのコツは、おいしさです。

"減塩"という言葉をよく耳にするようになりました。
家族や自分が、健康診断で「血圧が高め」と言われて
気になっている人も少なくないのでは？
塩分を減らせばいいのはわかっているけれど、
ただ薄い味つけにするだけでは、おいしくないのも事実。
でも大丈夫！
塩分を減らしながら、素材のうまみを引き出し、
おいしさをキープする"減塩テクニック"を駆使すれば、
満足できる食事は、簡単に作れます。

塩分を減らしてもおいしいなら、長続きするし、
なによりも、特別でないふだんの食事として、
家族一緒に楽しく食べられるのです。
少しずつ減塩レパートリーを増やして、
ますます元気な毎日を手に入れましょう。

目 次 CONTENTS

はじめに……2

どうして減塩するの？
どうやって減塩するの？………6

PART 1 無理なく続ける
塩分2.0g前後の減塩メニュー朝昼晩

朝

一汁三菜 和の朝食献立………12
さけの塩麹漬け焼き／トマトのおかかのせ／
おかひじきのごまマヨあえ／
なめことみつばの赤だし／ごはん

パンが主役 洋の朝食献立………14
スクランブルエッグ／レタスのレモンサラダ／
オニオングラタン風スープ／
はちみつりんごヨーグルト／ライ麦パン

昼

具だくさん麺の献立………16
豚にらちゃんぽん風麺／長いものきな粉揚げ／いちご

ふんわり あんかけ丼の献立………18
えびと豆腐のあんかけ卵丼／
ひじきとにんじんのごまポン酢サラダ／緑茶

晩

魚が主菜の和風献立………20
きんめだいのあつあつごま油がけ／漬けものサラダ／
焼き野菜と厚揚げのおかか塩／
わかめとしめじの即席すまし汁／ごはん

洋風煮込みの献立………22
鶏肉と大豆のトマト煮／
焼きエリンギと小松菜のゆずマリネ／
せりのごまヨーグルトあえ／ごはん

野菜たっぷり 鍋の献立………24
甘塩ざけと白菜の酒鍋／
里いものくるみみそあえ／ごはん

魚の蒸しものの献立………26
ぶりと白菜の昆布蒸し／わかめのしょうが炒め／
根菜たっぷり汁／胚芽精米ごはん

鶏肉の煮ものの献立………28
鶏肉と根菜の煮もの／ピーマンとえのきの塩昆布あえ／
じゃがいもとにらのみそ汁／胚芽精米ごはん

豆腐ソテーの献立………30
豆腐ソテーのからし酢がけ 野菜炒め添え／
ほうれん草とれんこんの煮びたし／
長いもともずく、キウイの酢のもの／ごはん

豚肉のしょうが焼きの献立………32
豚肉のしょうが焼き／
かぶとにんじんの粒マスタードあえ／
かぶの葉としめじのみそ汁／胚芽精米ごはん

COLUMN　比べてみよう①………34

PART 2 簡単にできる減塩テクニックつき！
塩分量別 おかずカタログ

{ 塩分1.0g以下 } メインおかず

ナッツ入り焼きつくね 薬味おろし添え………36
ゆで豚とナムルの葉っぱ巻き………37
根みつばの牛肉巻き ピーナッツだれ………38
鶏肉のパリパリ焼き トマトおろし添え………39
さけのごま焼き………40
白菜のあさり蒸し………41
ぶりのねぎ蒸し 七味みそがけ………42
さけの梅じそはさみ揚げ………43
豆腐のトマト煮………44
もちもち豆腐の落とし焼き………45
香味野菜のオムレツ しょうがあんかけ………46
ゆで卵とじゃがいも、
ブロッコリーのグラタン………47

{ 塩分0.5g以下 } サブおかず

さつまいもときゅうりのりんご酢あえ………48
じゃがいもと桜えびのチリソース炒め………49
小松菜のアーモンドみそあえ………49
かぶのレモン風味煮………50
焼きねぎのオリーブオイルがけ………50
春菊ののりおかかあえ………51

にんじんとしょうがのカレー酢あえ………51
　　ドライトマトとピーマン、
　　セロリのにんにく炒め………52
　　大根と焼きしいたけの山椒ドレッシング………53
　　カリフラワーの甘酢漬け………53

【 塩分1.0g以下 】 スープ・汁もの

　　焼き野菜の冷製みぞれ汁………54
　　具だくさんトマトスープ………55
　　豚ひき肉とにらのピリ辛豆乳スープ………55
　　具だくさんの香りみそ汁………56
　　大豆もやしの精進スープ………56
　　きのこのサンラータン………57

【 塩分0g 】 お助けおかず

　　中華風ピクルス………58
　　いんげんのトマト煮………59
　　ごぼうのこしょう炒め………59
　　オクラとなめこのカレー風味煮びたし………60
　　ピーマンとしめじのナムル………60
　　かぼちゃのごま煮………61
　　ひじきとにんじんのさっぱり炒め………61

【 塩分1.0g以下 】 ごはん・麺・パン

　　里いもの玄米リゾット………62
　　牛肉とみつばのチャーハン………63
　　雑穀ごはんの混ぜずし………64
　　エスニックあえそば………65
　　焼きなすとサーモン、
　　ほうれん草の冷製パスタ………66
　　チキンとトマト、レタスのトーストサンド………67

COLUMN　比べてみよう②………68

PART 3　時間がたってもしっかりおいしい
塩分1.5g以下の減塩お弁当

　　あじのソテーマリネ弁当………70
　　あじのソテーマリネ／ほうれん草ともやしのおかかあえ／
　　キャベツとりんごの蒸し煮／雑穀ごはん

かじきの
ねぎごまみそ焼き弁当………72
　かじきのねぎごまみそ焼き／
　小松菜としめじのカレー炒め／
　にんじんと玉ねぎの酢のもの／ごはん／オレンジ

トマト牛丼弁当………74
　トマト牛丼／ブロッコリーとじゃがいものサラダ／
　パプリカとれんこんの山椒炒め／キウイ

豚肉のから揚げ弁当………76
　豚肉のから揚げ トマトソース／
　焼きアスパラとエリンギ／
　いんげんとにんじんの桜えび煮／玄米ごはん／りんご

COLUMN　お弁当をおいしく減塩する
　　　　　コツとヒント………78

ひと目でわかる！
塩分1gカタログ………79
調味料／練り製品／海産物加工品／肉加工品／
チーズ／パン／麺類／漬けもの／おやつ

塩分とエネルギー量を考えた
おかずの組み合わせ例………88

栄養価一覧………92

この本のきまりごと

＊1カップ＝200㎖、大さじ1＝15㎖、小さじ1＝5㎖、ミニスプーン1＝1㎖です（ミニスプーンの詳細は→P8）。
＊塩は小さじ1＝6gの精製塩を使用しました。
＊野菜は特に記載のない限り、中くらいのものを使用。重量は基本的には正味重量（皮をむくなど下処理をしたあとの重さ）で示しています。
＊だし汁は特に記載のない限り、昆布とかつおでとった和風だしを使用しています。市販のだしの素を使用する場合は、パッケージの表示通りに薄めてお使いください。
＊電子レンジは600Wのものを使用しました。加熱時間は目安です。機種や使用年数などによって違いがありますので、お使いのものに合わせて加減してください。
＊塩分とは、ナトリウムの量を食塩に換算した食塩相当量を指します。ナトリウムはほとんどの食品に含まれています。

どうして どうやって 減塩するの？

CHECK 1

そもそも「塩分」ってなんですか？

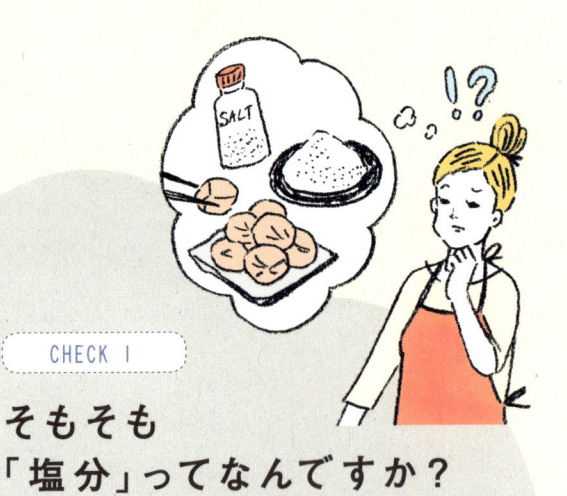

塩分とは、素材や料理に含まれるナトリウムというミネラルのこと。食品表示などに使われている「塩分」は、ナトリウムを食塩に換算した数値（食塩相当量）で、下記の計算式を使って算出されています。ナトリウムも私たちの生命活動を維持するのに欠かせない栄養素ですが、推定必要量は1日1.5g程度。通常の食事で不足することはまずありません。

> ナトリウム（mg）× 2.54 ÷ 1000 ＝ 塩分（食塩相当量・g）

たいていの食品にはナトリウムが含まれているので、塩やしょうゆを使わなくても、ナトリウムは日々の食事で摂取していることになります。ちなみに、日本人が摂取するナトリウムのうち、約70％が食塩由来、残りの約30％が食品由来。塩分を含まない食材・塩分を多く含む食材を知っておけば、減塩に役立ちます。

「塩分ゼロの食材」
「塩分の多い食材」を知ろう
⇒ 詳しくはP10へ

CHECK 2

どうして「減塩」するの？

食事によって血液中の塩分濃度が上がると、濃度を通常に戻すために、体は水分を血液内に送り込みます。すると血液の量が一時的に増えることになり、心臓はより強い力で血液を押し出します。これが「血圧が上がる」という状態です。血圧が高い状態が続くと、心臓に負担がかかるし、血管もその力に耐えるため、硬くなっていきます。いわゆる動脈硬化です。動脈硬化は心疾患や脳卒中のリスクを高めます。

血圧が上がっても、自覚症状はありません。また、今は大丈夫でも、年齢とともに血管は劣化していきます。健康診断で高血圧ぎみ、と言われた人はもちろんのこと、健康な人も含め、「減塩が大切！」と言われるのはそのため。塩分を減らせば、血圧は下がります。さらに、塩分控えめ、薄味で素材のうまみをしっかりと感じられる料理は、子どもたちの味覚を育てるのにも有効です。

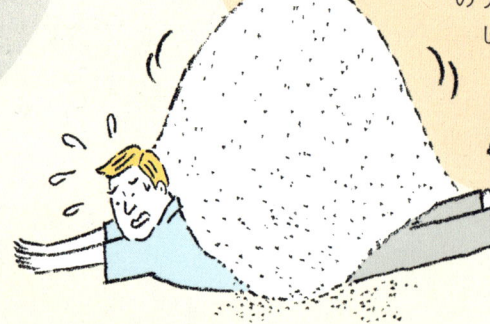

減塩が体にいいらしいことは、なんとなく知っているけれど、そもそも塩分ってなに？
たくさんとるとどうして体に悪いの？ どうしたら減塩できるの？
まずはそんな「塩分」「減塩」について、しっかりおさらいすることから始めましょう！

CHECK 3

どれくらい「減塩」しないといけないの？

日本人の成人の平均食塩摂取量は、1日およそ10g。以前に比べて減ってはいるものの、ここ数年は横ばいの数字です。漬けものや梅干し、みそやしょうゆなど、塩分の多い食材や調味料が多く登場する和食が中心の日本人の食卓では、どうしても塩分過多になりがちです。厚生労働省が掲げる目標量は、成人男性で1日8g未満、女性で7g未満。さらに日本高血圧学会のガイドラインでは、高血圧の治療・予防には1日6g未満が望ましいとされています。つまり、今までの半分近くにまで減らすことが必要なのです。今は健康な人も、いつもの食事を続けていては、高血圧になるリスクが大きいといえます。

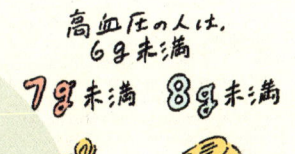

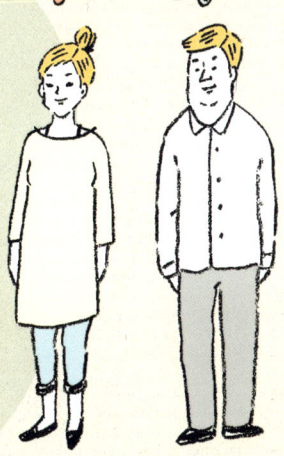

高血圧の人は、6g未満
7g未満 8g未満

＊こんな人は要注意＊

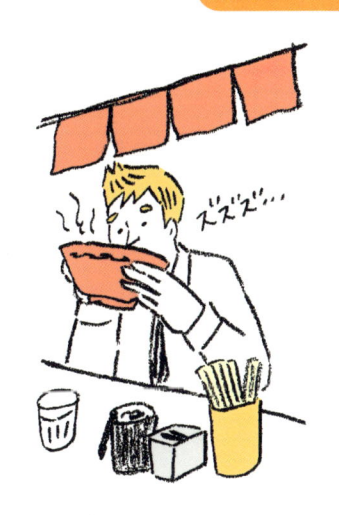

ひとつでも当てはまったら、要減塩！

□ 健康診断で高血圧ぎみと言われた
□ 外食が多い、外食が好き
□ 市販のお惣菜やインスタント食品をよく利用する
□ 濃い味が好き
□ 野菜があまり好きではない
□ ごはんにはみそ汁が欠かせない
□ ラーメンや汁そばは汁も全部飲み干す
□ ハム、ちくわなどの加工品をよく食べる
□ ソースやしょうゆをかけるメニューをよく食べる
□ 漬けものや佃煮が好き

さあ、さっそく減塩を始めましょう！

CHECK 4

どうやって減塩するの？

POINT 1 まずは "計量" が基本です！

目分量での調理は、味が決まらないだけでなく、調味料を使いすぎる原因に。きちんと計量して調理することが大切です。最初は面倒でも、慣れると意外にラクチン。はかりのほか、計量カップ（200mℓ）、大さじ（15mℓ）、小さじ（5mℓ）、さらに、1mℓ（小さじ1/5＝食塩1.2g）が量れるミニスプーンがあると便利です。

ミニスプーン1　1mℓ
小さじ1　5mℓ
大さじ1　15mℓ
1カップ　200mℓ

※この計量カップ・スプーンは、女子栄養大学代理部・サムシング（TEL:03-3949-9371）で取り扱っています。

POINT 2 調理法を工夫する

ただ薄味なだけの料理では、もの足りなさを感じて当然。そこで、ここで紹介するような "減塩テクニック" を駆使して、おいしさや食べごたえをアップさせましょう。この減塩テクニックを使ったおかずは、P35～でも紹介しています。

香り
青じそやしょうが、みょうがなどの香味野菜、ハーブや、こしょう、粉山椒などのスパイス類、レモンやゆず、すだちなどかんきつ類で香りをプラスすると、薄味でもおいしく。香ばしさも低塩を補うポイントになります。

酸味
酢やレモンなどかんきつ類の酸味は、少ない塩分でも、もの足りなさを補って料理をおいしくする働きがあります。調味に酢を加えたり、食べるときにレモンをふるなど、酸味の利用を心がけて。

うまみ
だしの効いた料理は、素材の味が引き出され、おいしさがアップ。だし汁を上手に利用しましょう。うまみが豊富な旬の魚や鮮度のよい野菜など、食材選びもポイントに。昆布や干ししいたけ、削り節、桜えびなども強い味方です。

辛み
唐辛子やからし、こしょうのピリッとした辛みをプラスすると、塩分控えめでも味が引き締まり、おいしくいただけます。辛みの効いた料理は、献立にメリハリをつける役割も。

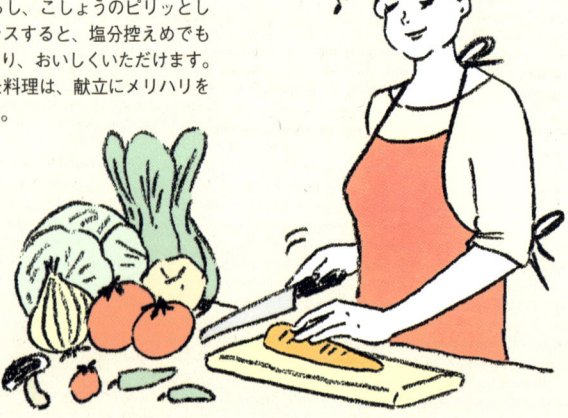

食感
カリッ、サクッとしたものでアクセントをつけたり、歯ごたえのある食材を選ぶなど、食感のよさもおいしさを左右します。揚げものや焼きものなどは、できるだけ作りたてを食べることも大切です。

コク
揚げものなど油を使った料理は、香ばしさやコクがアップして、塩分控えめでも満足の味わいに。油脂を含むナッツやごま、チーズなども上手に使いましょう。

POINT 3 塩分1gとは？を知る

いつも使う食材や調味料にどれだけの塩分が含まれているかを知ることは、減塩調理の第一歩。塩分1gを含むおおよその分量がわかれば、1日にとった塩分量が把握しやすく、調味料の使いすぎを防ぐこともできるようになります。

※詳しくは、P79〜の「ひと目でわかる！塩分1gカタログ」をチェック！

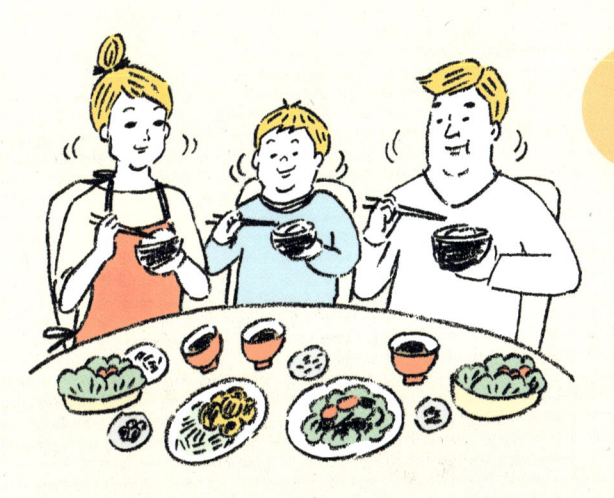

POINT 4 食べ方を工夫する

みそ汁など汁ものや、ラーメン・汁麺の汁は塩分とりすぎの可能性大！ みそ汁は食卓に登場させる回数を減らしたり、具だくさんにして汁を少なくしましょう。ラーメンなどの汁は残すのが基本です。漬けものや干ものなども、できるだけ食べる回数や量を減らして。揚げもののソースは控えめにし、レモンをたっぷりかけるなど、卓上調味も工夫を。1食の塩分量の目安を2g前後として、ランチに多めにとってしまったら夕食は控えめにする…など、調整しながら食べるとよいでしょう。

POINT 5 塩分控えめも食べすぎはNG

どんなに塩分控えめの食事でも、たくさん食べれば、そのぶん塩分をとることになります。肥満も動脈硬化の原因になりますから、食べすぎには注意しましょう。どうしても足りないときは、P58〜の「塩分0gのお助けおかず」も参考にしてください。

POINT 6 外食や中食はメニュー選びに注意

外食や市販のお惣菜は、比較的塩分が高いので避けたいところですが、ランチやつきあい、時間がないときなど、仕方なく利用することもあるでしょう。そんなときは、メニュー選びを慎重に。カリウム豊富な野菜たっぷりの料理を選ぶように心がけ、コンビニ弁当などは栄養成分表示をチェック！ 外食の翌日は手作りのお弁当を持参するなど、帳尻合わせも忘れずに。

主な食材の塩分量一覧

穀類

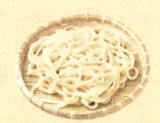

- 食パン（6枚切り1枚） 塩分0.8g
- うどん（ゆで・240g） 塩分0.7g
- 中華麺（蒸し・170g） 塩分0.7g
- スパゲティ（ゆで・240g） 塩分1.0g

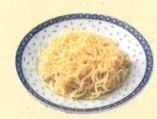

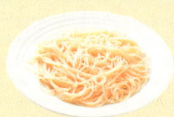

肉・魚・加工品

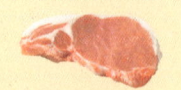

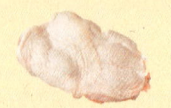

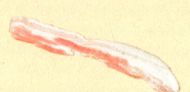

- 豚肉（ロース厚切り・150g） 塩分0.2g
- 鶏もも肉（皮つき・1枚210g） 塩分0.3g
- ベーコン（薄切り・1枚） 塩分0.4g
- ロースハム（薄切り・1枚） 塩分0.4g
- ウインナソーセージ（1本・25g） 塩分0.5g
- 塩ざけ（甘塩・80g） 塩分2.2g
- あじの開き干し（1枚・正味85g） 塩分1.4g
- さば（1切れ・80g） 塩分0.3g
- するめいか（1ぱい・正味113g） 塩分0.9g
- あさり（10個・正味36g） 塩分0.8g
- 焼きちくわ（中1本・30g） 塩分0.6g
- ちりめんじゃこ（10g） 塩分0.7g

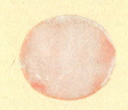

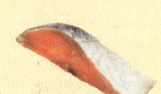

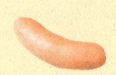

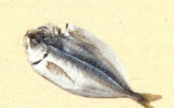

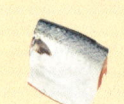

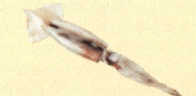

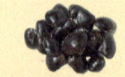

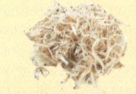

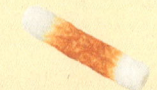

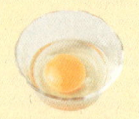

その他

- 卵（M玉・1個） 塩分0.2g
- スライスチーズ（1枚） 塩分0.5g
- 梅干し（1個・正味10g） 塩分2.2g
- ぬか漬け（きゅうり5切れ・30g） 塩分1.6g
- カットわかめ（5g） 塩分1.2g

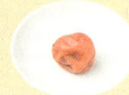

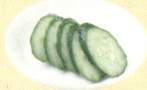

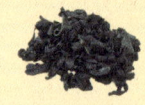

調味料

- あら塩（小さじ1・5g）…塩分5g
- みそ（淡色辛みそ・6g）…塩分0.7g
- ウスターソース（6g）…塩分0.5g
- トマトケチャップ（5g）…塩分0.2g
- 食塩（小さじ1・6g）…塩分6g
- 濃い口しょうゆ（6g）…塩分1g
- マヨネーズ（4g）…塩分0.1g

これは塩分0g！

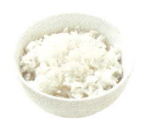

ごはん　豆腐

ほかにほとんどのくだもの・野菜など

※『エネルギー早わかり 第3版』『塩分早わかり 第3版』（女子栄養大学出版部）より

PART 1

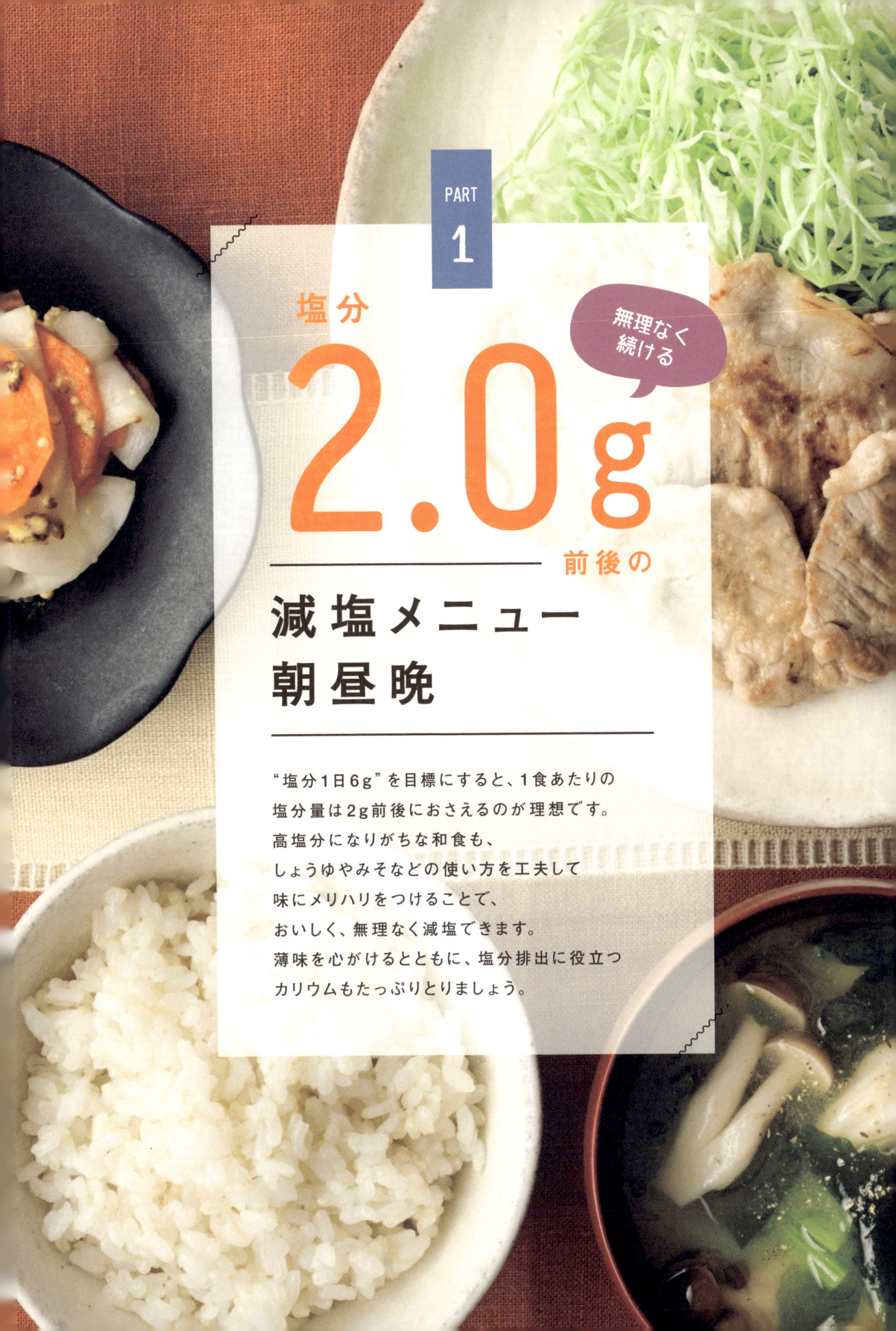

塩分
2.0g
前後の

無理なく続ける

減塩メニュー朝昼晩

"塩分1日6g"を目標にすると、1食あたりの塩分量は2g前後におさえるのが理想です。高塩分になりがちな和食も、しょうゆやみそなどの使い方を工夫して味にメリハリをつけることで、おいしく、無理なく減塩できます。薄味を心がけるとともに、塩分排出に役立つカリウムもたっぷりとりましょう。

朝ごはん

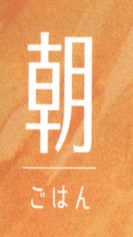

一汁三菜 和の朝食献立

1人分 586 kcal　塩分 1.9g　カリウム 1346mg

塩分濃度の高い塩ざけではなく生ざけを使ってラクラク減塩。みそ汁もしっかりとれて、大満足の和献立です。

甘酢味の大根おろしでさっぱりと
さけの塩麹漬け焼き

● 1人分 162 kcal　{ 塩分 0.8g } カリウム 564mg

材料・2人分

- 生ざけ……2切れ (200g)
- 塩麹 (市販・塩分10%)……大さじ1と1/3
- 青じそ……2枚
- 大根おろし (軽く汁を絞る)……180g
- A [酢……小さじ1
　　 砂糖……小さじ1/3
　　 しょうゆ……ミニスプーン1/2]

作り方

1. さけは水けをふき、ポリ袋に入れて塩麹をからめ、冷蔵庫でひと晩おく。
2. 塩麹を半量ほどぬぐって除き、グリルに入れ、弱めの中火で両面を2～3分ずつ焼く。
3. 器に青じそを敷き、2を盛る。大根おろしを添え、混ぜ合わせたAをかける。

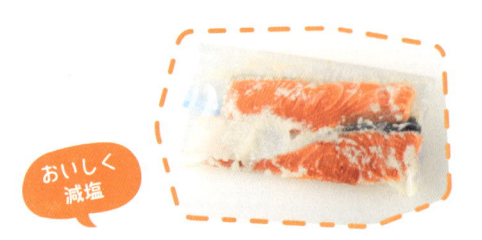

おいしく減塩
さけは塩ざけだと甘口でも塩分濃度約2.8%と高め。そこで生ざけを使い、少量の塩麹を時間をかけてしみ込ませます。焼くときに軽くぬぐって。

切ってのせるだけで献立に彩りが
トマトのおかかのせ

● 1人分 14 kcal　{ 塩分 0g } カリウム 158mg

材料・2人分

- トマト……1個 (150g)
- 削り節……少量

作り方

1. トマトはくし形切りにして器に盛り、削り節をかける。

おかひじきの歯ごたえを生かします
おかひじきのごまマヨあえ

● 1人分 135 kcal　{ 塩分 0.3g } カリウム 320mg

材料・2人分

- おかひじき……1パック (80g)
- A [白すりごま・マヨネーズ……各大さじ1と1/2
　　 ゆずこしょう……ミニスプーン1
　　 水……小さじ1]

作り方

1. おかひじきはさっとゆでてざるに上げ、あら熱がとれたら水けを絞り、5cm長さに切る。
2. Aを混ぜ合わせ、1を加えてあえる。

おいしく減塩
塩分が比較的低く、コクがあって満足感を得やすいマヨネーズをあえごろもに。ゆずこしょうやごまで香りをプラスすると減塩効果アップ。

うまみの強い豆みそを使って
なめことみつばの赤だし

● 1人分 23 kcal　{ 塩分 0.8g } カリウム 260mg

材料・2人分

- なめこ……1パック (80g)
- みつば……4本
- だし汁 (かつおだし)……1と1/2カップ
- 豆みそ……小さじ2
- 砂糖……少量

作り方

1. なめこは水洗いして水けをきる。みつばは1cm長さに切る。
2. 鍋にだし汁を温め、豆みそを溶き入れて3～4分煮る。1を加えてひと煮し、砂糖を加え混ぜる (煮すぎるとなめこのぬめりが出るので、好みの加減に火を通す)。

ごはん (150g)

● 1人分 252 kcal　{ 塩分 0g } カリウム 44mg

【塩分 2.0g 前後】

減塩メニュー朝昼晩／朝ごはん

- 塩分 0g　トマトのおかかのせ
- 塩分 0.8g　さけの塩麹漬け焼き
- 塩分 0.3g　おかひじきのごまマヨあえ
- 塩分 0.8g　なめことみつばの赤だし
- 塩分 0g　ごはん

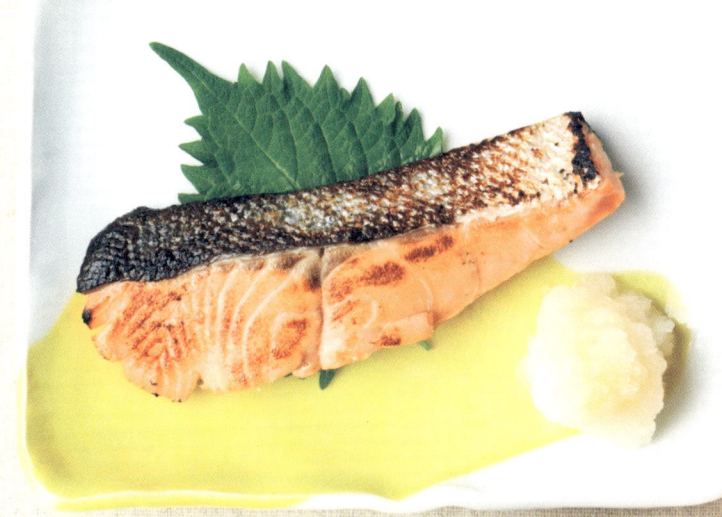

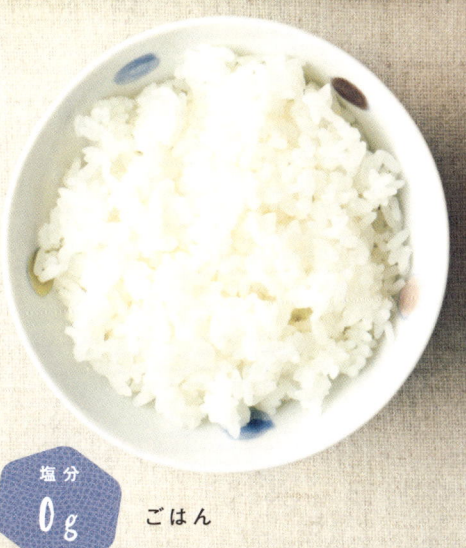

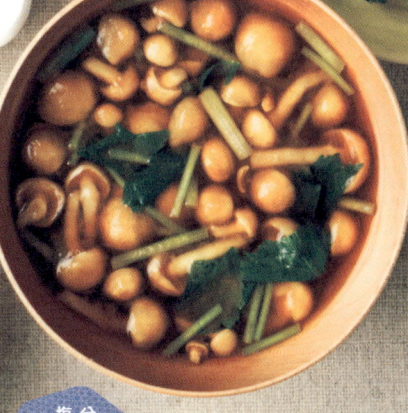

朝ごはん

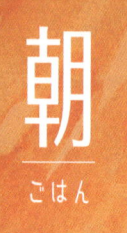

パンが主役 洋の朝食献立

1人分 487 kcal　塩分 2.1g　カリウム 801mg

塩分を含むパンは、バターやマーガリンを使わずスープにひたすなど、余分な塩分を足さずにいただきます。

サラダとひと皿盛りで華やかに
スクランブルエッグ

● 1人分 190 kcal　{ 塩分 0.6g }　カリウム 203mg

材料・2人分

卵……L3個
A ┌ 牛乳……大さじ2
　 └ こしょう……少量
サラダ油・バター……各小さじ1
B ┌ トマトケチャップ・水……各大さじ1
カレー粉……少量

作り方

1. ボウルに卵を溶きほぐし、Aを加えて混ぜる。
2. フライパンにサラダ油とバターを中火で熱し、バターが溶けたら1を流し入れて火を弱め、大きくかき混ぜながら半熟になるまで焼いて器に盛る。
3. 2のフライパンにBを入れ、ふつふつしてきたら2にかけ、カレー粉をふる。あればパセリ（分量外）を添える。

おいしく減塩　塩は使わず、ケチャップ＋カレー粉で減塩のもの足りなさをカバー。バターの風味もアクセントに。

レモンの酸味で少ない塩分を補って
レタスのレモンサラダ

● 1人分 26 kcal　{ 塩分 0.2g }　カリウム 133mg

材料・2人分

レタス……2枚
レモン（国産）……1/2個
グラニュー糖……小さじ1/2
塩……ミニスプーン1/2
オリーブオイル……ミニスプーン1

作り方

1. レタスはひと口大にちぎる。レモンはよく洗って皮つきのまま薄い半月切りにする。
2. ボウルにすべての材料を入れ、レモンの果汁をしぼるようにしながらあえる。

玉ねぎはレンジ加熱でスピーディ
オニオングラタン風スープ

● 1人分 59 kcal　{ 塩分 0.6g }　カリウム 216mg

材料・2人分

玉ねぎ……1/2個（100g）
まいたけ……1/2パック（50g）
にんじん……1/4本（40g）
オリーブオイル……小さじ1
塩……ミニスプーン1
粉チーズ……小さじ2
こしょう……少量

作り方

1. 玉ねぎは横に薄切りにし、耐熱皿にのせ、ラップをかけて電子レンジで4分ほど加熱する。まいたけはほぐす。にんじんはせん切りにする。
2. 鍋にオリーブオイルを弱めの中火で熱し、玉ねぎとまいたけを7〜8分、玉ねぎが薄茶色になるまで炒める。にんじんを加えてさっと炒め合わせる。
3. 水2カップを加えて2〜3分煮、塩で調味する。器に盛り、粉チーズ、こしょうをふる。

カリウム豊富なりんごを合わせて
はちみつりんごヨーグルト

● 1人分 80 kcal　{ 塩分 0.1g }　カリウム 154mg

材料・2人分

りんご……1/2個
はちみつ……大さじ1/2
プレーンヨーグルト……100g

作り方

1. りんごはよく洗って皮つきのままひと口大に切り、耐熱皿にのせてはちみつをかけ、ラップをかけて電子レンジで3分加熱し、冷ます。
2. 器にヨーグルトを盛り、1を汁ごとのせる。

ライ麦パン (50g)

● 1人分 132 kcal　{ 塩分 0.6g }　カリウム 95mg

〔塩分 2.0g 前後〕

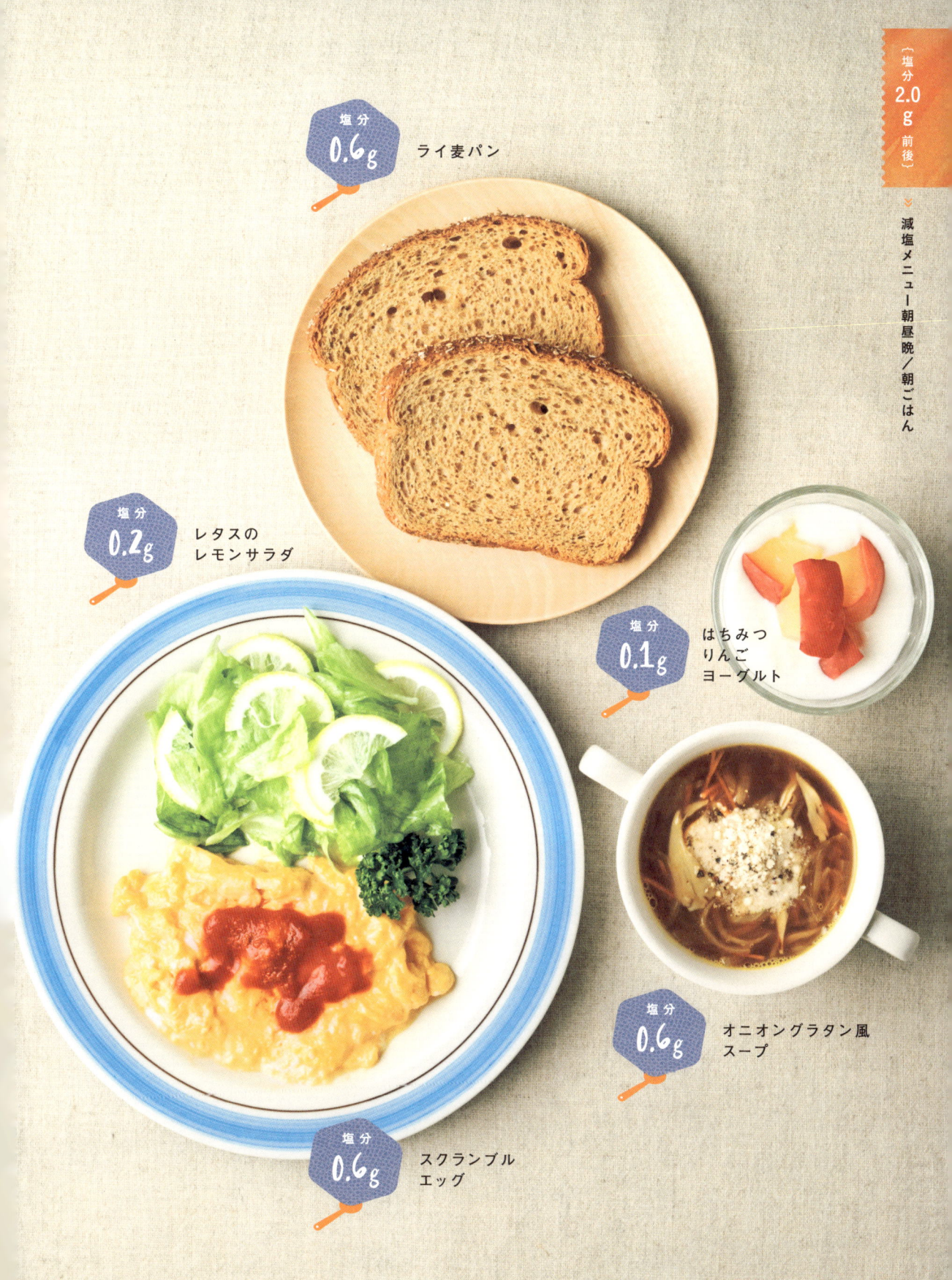

減塩メニュー朝昼晩／朝ごはん

- 塩分 0.6g　ライ麦パン
- 塩分 0.2g　レタスのレモンサラダ
- 塩分 0.1g　はちみつりんごヨーグルト
- 塩分 0.6g　オニオングラタン風スープ
- 塩分 0.6g　スクランブルエッグ

昼 ごはん

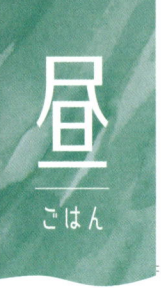

具だくさん麺の献立

1人分 565 kcal　塩分 **1.9g**　カリウム 1109mg

高塩分になりがちな麺は、"汁少なめ＋野菜たっぷり"が減塩のポイント。汁はすべて飲み干さず、半量は残す習慣をつけましょう。

牛乳のコクも減塩効果にひと役

豚にらちゃんぽん風麺

- 1人分 425 kcal { 塩分 1.6g※ } カリウム 572mg

※汁は半量摂取で算出

材料・2人分

ゆで中華麺（または煮込み用ラーメン）……300g
豚肩ロースしゃぶしゃぶ用肉……100g
にら……1/2束（50g）
キャベツ……3枚（150g）
A ┌ おろしにんにく……小さじ1
　└ 酒……大さじ1
ごま油……大さじ1/2
B ┌ 水……2と1/2カップ
　│ 干ししいたけ（乾燥・スライス）……4g
　│ 牛乳……大さじ2
　│ みりん……大さじ1
　│ 顆粒鶏ガラスープの素……小さじ1
　│ 塩……ミニスプーン4
　└ こしょう……適量
白いりごま・糸唐辛子（あれば）……各適量

作り方

1. 豚肉は食べやすく切り、Aをからめる。キャベツはひと口大に、にらは4cm長さに切る。
2. Bは混ぜ合わせておく。
3. フライパンにごま油を中火で熱し、豚肉とキャベツを入れ、肉をほぐしながら炒める。肉の色が変わったらにらを加えてさっと炒め、2を加える。
4. 煮立ったら麺をほぐしながら加え、2〜3分煮る。器に盛り、糸唐辛子をのせ、ごまをふる。

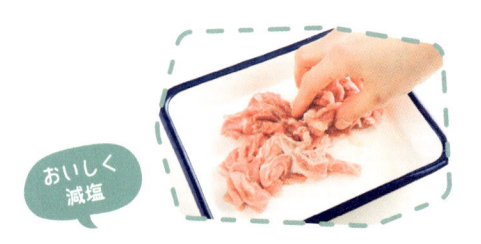

おいしく減塩　豚肉の下味は塩をふらず、にんにくと酒で風味アップ。味のからみやすいしゃぶしゃぶ用の薄切り肉を使うのもポイント。

揚げ焼きの香ばしさでいただきます

長いものきな粉揚げ

- 1人分 99 kcal { 塩分 0.3g } カリウム 333mg

材料・2人分

長いも……5cm（140g）
A ┌ 片栗粉……大さじ1
　│ きな粉……大さじ1/2
　└ 青のり……小さじ1/2
揚げ油……適量
塩……ミニスプーン1/2

作り方

1. 長いもは皮をむいて1.5cm角の拍子木切りにし、混ぜ合わせたAをまぶしつける。
2. 小さめのフライパンに油を1cm深さまで注ぎ、170℃に熱する。1を入れ、薄いきつね色になるまで揚げ焼きにする。
3. 油をきって器に盛り、塩をふる。

おいしく減塩　きな粉と青のりの風味豊かなころもがついているから、塩はほんの少しでOK。揚げ上がりにパラパラふると、味を強く感じます。

いちご (120g)

- 1人分 41 kcal { 塩分 0g } カリウム 204mg

【塩分 2.0g 前後】

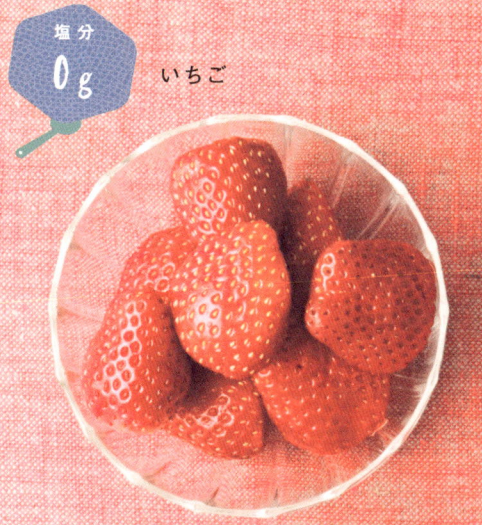

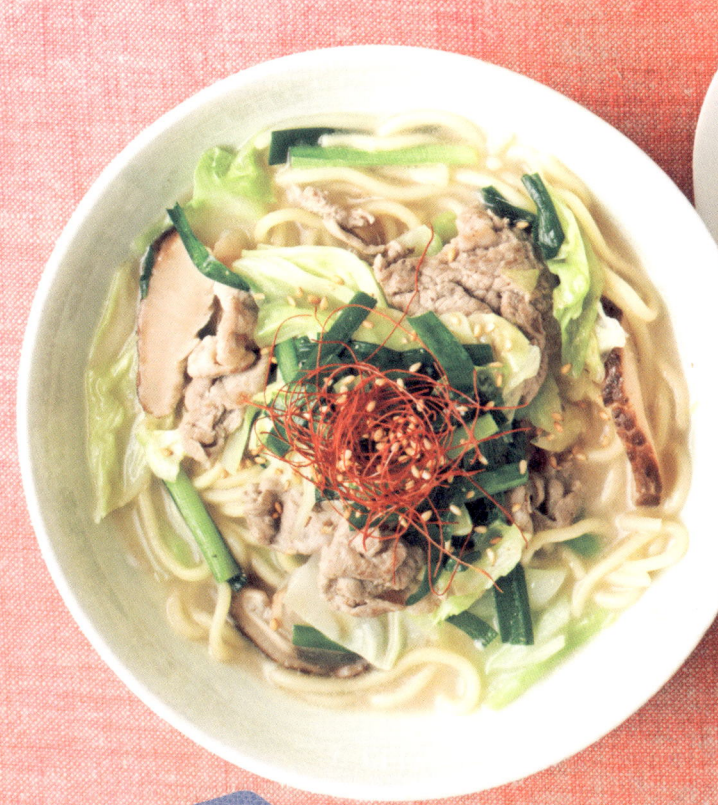

減塩メニュー朝昼晩／昼ごはん

塩分 0g　いちご

塩分 0.3g　長いもの きな粉揚げ

塩分 1.6g　豚にら ちゃんぽん風麺

昼 ごはん

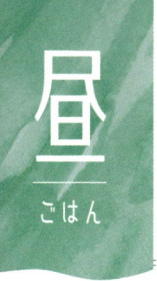

ふんわり あんかけ丼の献立

1人分 535 kcal　塩分 **2.0**g　カリウム 1405mg

余分な塩分を排出する
カリウムを、野菜や海藻で
しっかり摂取。
とろみも減塩のポイントです。

しょうがの香りで満足感アップ

えびと豆腐のあんかけ卵丼

● 1人分 462 kcal　{ 塩分 1.3g }　カリウム 516mg

材料・2人分

むきえび……6〜8尾（90g）
絹ごし豆腐……1/3丁（100g）
溶き卵……1/2個分
ブロッコリー……1/3個（50g）
長ねぎ……1/5本（30g）
おろししょうが……小さじ1/2
ごはん……400g
A ┌ だし汁……2カップ
　 │ 酒……大さじ1
　 │ しょうゆ・砂糖……各小さじ1
　 └ 塩……ミニスプーン1
片栗粉……大さじ1〜1と1/2

作り方

1. えびは背ワタをとり、塩ひとつまみと片栗粉小さじ1（各分量外）をふってもみ、水洗いして水けをふく。ブロッコリーは小房に分け、大きければ半分に切る。豆腐は2cm角に、長ねぎは5mm幅の斜め切りにする。
2. フライパンにAを中火で煮立て、ブロッコリーを入れて2分煮て、取り出す。豆腐を入れて1分煮、えび、長ねぎを加えて、えびの色が変わるまで煮る。
3. しょうがを加え、同量の水で溶いた片栗粉でとろみをつけ、溶き卵をまわし入れる。
4. 器にごはんを盛り、2のブロッコリーをのせ、3をかける。

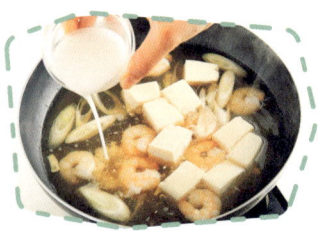

おいしく減塩　とろみをつけると味を感じやすくなります。しょうがは香りを効かせたいから、最後に加えて。

レンジ加熱でカリウム流出を防止

ひじきとにんじんのごまポン酢サラダ

● 1人分 65 kcal　{ 塩分 0.7g }　カリウム 379mg

材料・2人分

長ひじき（乾燥）……10g
にんじん……1/2本（75g）
貝割れ……1/4パック（18g）
ごま油・ポン酢しょうゆ……各小さじ2
リーフレタス……20g

作り方

1. ひじきは水に20〜30分つけてもどし、水けをきる。にんじんはピーラーでリボン状に削る。貝割れは根元を落として半分に切る。
2. 耐熱ボウルにひじきとにんじんを入れてごま油をふり、ふんわりとラップをかけて電子レンジで1分、にんじんがしんなりするまで加熱する。
3. 熱いうちにポン酢を加えてあえ、貝割れを加え混ぜ、味をなじませる。ちぎったレタスとともに器に盛る。

おいしく減塩　味をからみやすくするため、にんじんはピーラーで薄く削ります。

緑茶（玉露・1杯150mℓ）

● 1人分 8 kcal　{ 塩分 0g }　カリウム 510mg

[塩分 2.0 g 前後]

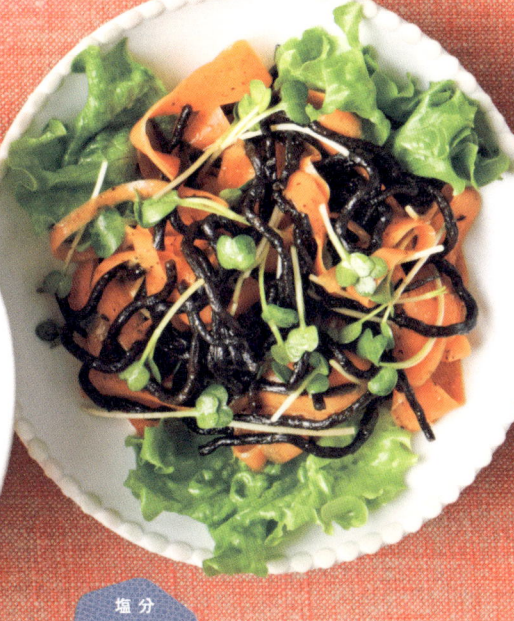

減塩メニュー朝昼晩／昼ごはん

塩分 **0g** 緑茶

塩分 **0.7g** ひじきとにんじんの ごまポン酢サラダ

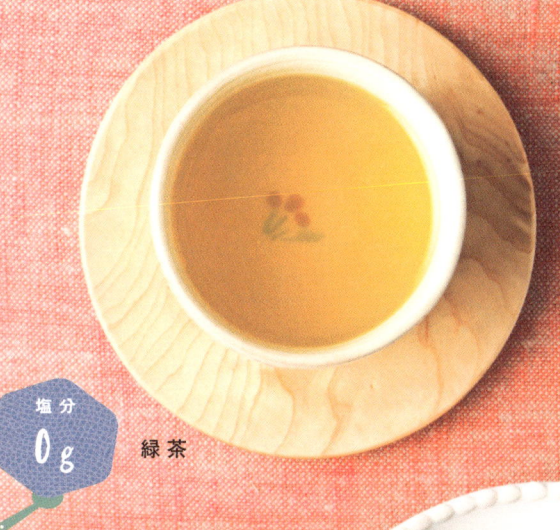

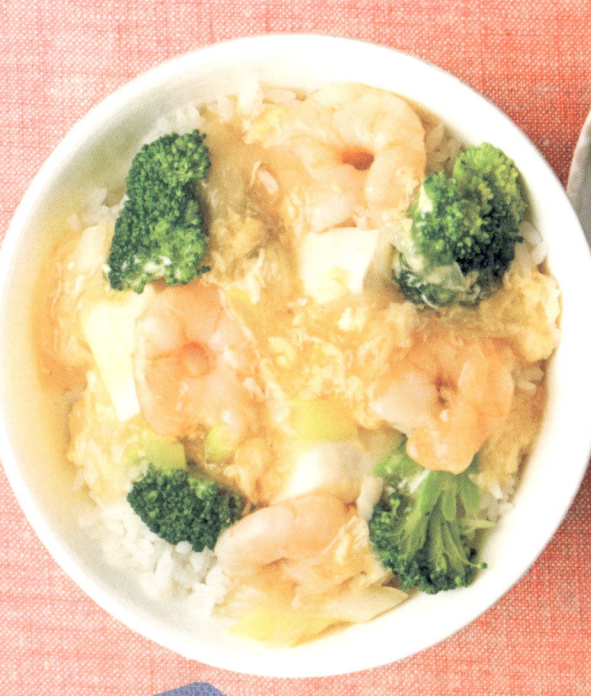

塩分 **1.3g** えびと豆腐の あんかけ卵丼

晩ごはん

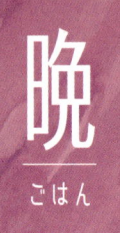

魚が主菜の和風献立

1人分 659 kcal 塩分 2.2g カリウム 1164mg

汁ものも漬けものも
上手に組み込んで満足の献立に。
酸味の効いたポン酢しょうゆは
減塩の強い味方です。

まぐろやサーモンにかえても◎

きんめだいの あつあつごま油がけ

● 1人分 256 kcal { 塩分 0.9g } カリウム 397mg

材料・2人分

きんめだい（刺身用）……1さく（200g）
万能ねぎ……6本
貝割れ……1/2パック（35g）
ポン酢しょうゆ……大さじ1
七味唐辛子……適量
ごま油……大さじ1と1/2

作り方

1. きんめだいはそぎ切りにし、さっと湯通しする。万能ねぎは3cm長さの斜め切りに、貝割れは根元を落として半分に切る。
2. 器にきんめだいを盛り、ポン酢をかけて万能ねぎ、貝割れをのせ、七味唐辛子をふる。
3. 小鍋にごま油を入れて軽く煙が出るまで熱し、2の野菜にまわしかける。

おいしく減塩
あつあつに熱したごま油を香味野菜にかけ、香りを引き立てます。ごまの香ばしさも加わって食べごたえ充分！

高塩分な漬けものは調味料がわりに

漬けものサラダ

● 1人分 9 kcal { 塩分 0.5g } カリウム 116mg

材料・2人分

キャベツ……1枚（50g）
きゅうりのぬか漬け……1/4本（20g）
青じそ……2枚
酢……小さじ1/2

作り方

1. ぬか漬けはぬかを落とし、細切りにする。キャベツ、青じそも細切りにする。
2. ボウルに1を入れ、酢を加えて軽くもむ。

野菜の甘みと香ばしさを堪能

焼き野菜と厚揚げのおかか塩

● 1人分 137 kcal { 塩分 0.3g } カリウム 553mg

材料・2人分

白菜……1/16株（200g）
れんこん……1/2節（120g）
厚揚げ……1/2枚（100g）
サラダ油……少量
酒……大さじ2
削り節……2g
塩……ミニスプーン1/2

作り方

1. れんこんは乱切りにして酢水に5分さらし、水けをきる。厚揚げはひと口大に切る。
2. フライパンにサラダ油をひき、白菜と1を入れて酒をふり、ふたをして弱めの中火で3分蒸し焼きにする。裏返して同様にれんこんがやわらかくなるまで焼く。白菜を3～4cm幅に切り、器に盛り合わせる。
3. 削り節をもんで細かくし、塩と合わせて2にふる。

カリウム豊富な具をチョイス

わかめとしめじの即席すまし汁

● 1人分 5 kcal { 塩分 0.5g } カリウム 54mg

材料・2人分

カットわかめ（乾燥）……大さじ1（2g）
しめじ……1/4パック（25g）
塩……ミニスプーン1/2
こしょう……少量

作り方

1. しめじは石づきを落としてほぐす。
2. 鍋に水1と1/2カップ、1、わかめを入れて中火で煮立て、塩、こしょうで調味する。

ごはん （150g）

● 1人分 252 kcal { 塩分 0g } カリウム 44mg

〔塩分2.0g前後〕

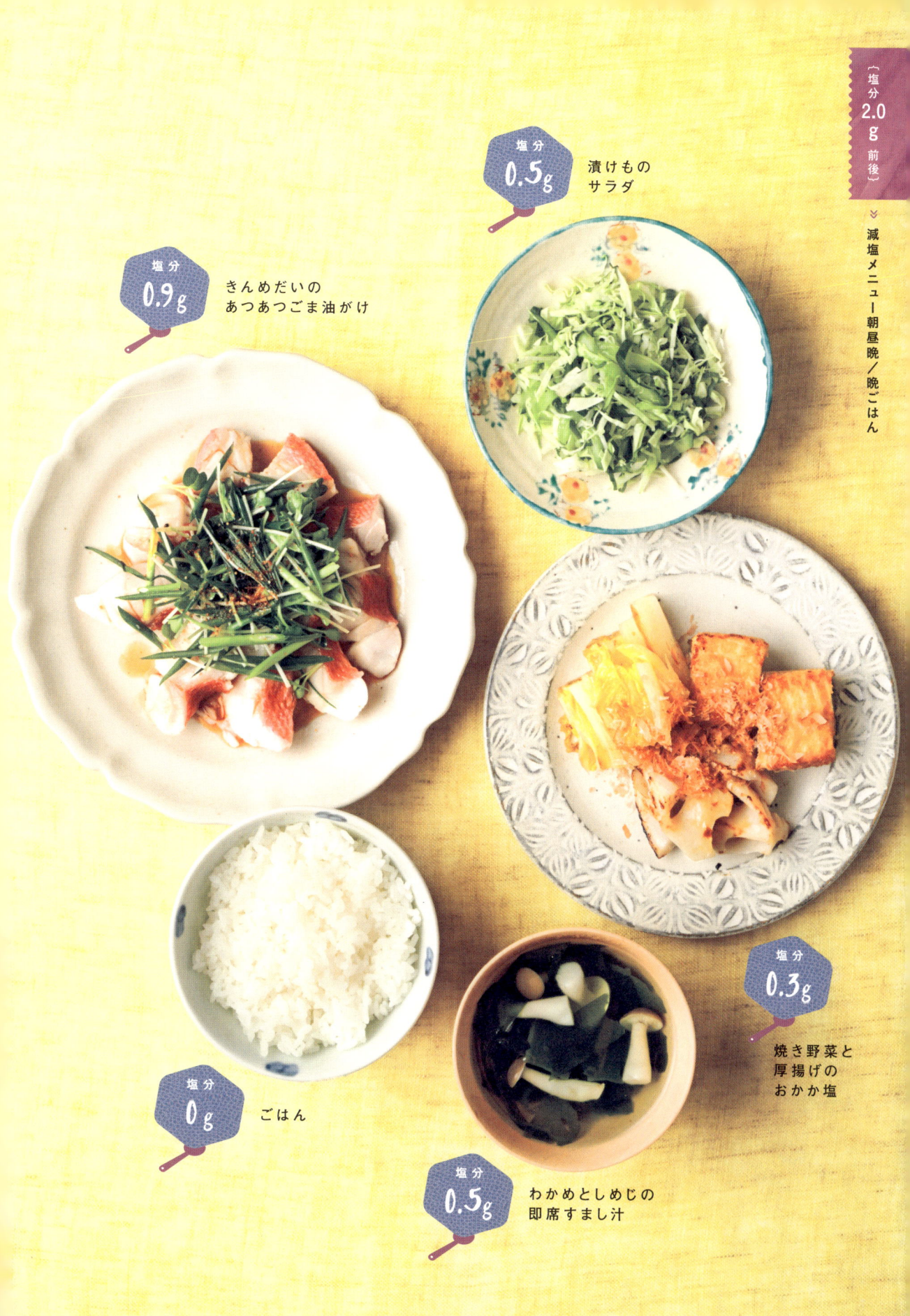

減塩メニュー朝昼晩／晩ごはん

塩分 0.5g 漬けもの サラダ

塩分 0.9g きんめだいの あつあつごま油がけ

塩分 0.3g 焼き野菜と 厚揚げの おかか塩

塩分 0g ごはん

塩分 0.5g わかめとしめじの 即席すまし汁

晩ごはん

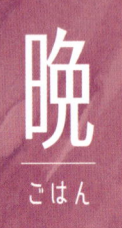

洋風煮込みの献立

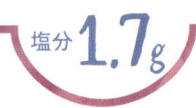

1人分 736 kcal　塩分 1.7g　カリウム 1429mg

洋風でも、トマト煮にすればごはんによく合う一品に。青菜は電子レンジ加熱でカリウムをキープします。

隠し味のしょうゆで風味豊か
鶏肉と大豆のトマト煮

● 1人分 380 kcal　{ 塩分 1.0g }　カリウム 690mg

材料・2人分

鶏もも肉……1枚 (250g)
玉ねぎ……1/2個
大豆 (水煮)……50g
おろしにんにく……小さじ1
こしょう……少量
小麦粉……適量
A ┌ ホールトマト缶……1/2缶 (200g)
　└ 水……1/2カップ
オリーブオイル……大さじ1/2
塩……小さじ1/4〜1/3
しょうゆ……ミニスプーン1
パセリ (みじん切り)……適量

作り方

1　鶏肉は半分に切り、厚みを均一にする。にんにくをからめてこしょうをふり、小麦粉をまぶす。玉ねぎはくし形切りにする。
2　フライパンにオリーブオイルと玉ねぎ、鶏肉を皮目を下にして入れ、弱めの中火にかけて熱し、玉ねぎをときどき返しながら7〜8分焼く。鶏肉の皮がきつね色になったら裏返し、さらに1分ほど焼く。
3　玉ねぎと鶏肉を端に寄せ、出てきた脂をふきとり、大豆とAを加えて4〜5分煮る。塩、しょうゆで調味する。
4　鶏肉を食べやすく切って器に盛り、パセリをふる。

おいしく減塩　鶏肉の下味に塩は不要。皮を香ばしく焼く、トマトの酸味と大豆のうまみを加えるなどの工夫で満足度を高めます。

ごはん (150g)

● 1人分 252 kcal　{ 塩分 0g }　カリウム 44mg

香ばしさとゆずの香りが広がる
焼きエリンギと小松菜のゆずマリネ

● 1人分 30 kcal　{ 塩分 0.2g }　カリウム 465mg

材料・2人分

エリンギ……1パック (100g)
小松菜……2株 (90g)
A ┌ だし汁……大さじ1
　│ しょうゆ・砂糖・ゆずのしぼり汁……各小さじ1
　│ ゆずの皮 (せん切り)……適量
　└ オリーブオイル……小さじ1

作り方

1　エリンギはオーブントースターで4〜5分焼き、食べやすくさく。小松菜はラップに包み、電子レンジで30秒〜1分加熱し、しんなりしたら5cm長さに切る。
2　Aを混ぜ合わせ、1が熱いうちに加えてあえ、冷めるまでおく。軽く汁をきって器に盛る。

しっかり水けをきるのがコツ
せりのごまヨーグルトあえ

● 1人分 74 kcal　{ 塩分 0.5g }　カリウム 230mg

材料・2人分

せり……1束 (100g)
A ┌ 白練りごま・プレーンヨーグルト……各大さじ1
　│ 酢……大さじ1/2
　└ しょうゆ・砂糖……各小さじ1

作り方

1　せりは3cm長さに切り、水にさらしてシャキッとさせ、水けをきる。
2　ボウルにAを順に混ぜ合わせ、1を加えてあえる。

おいしく減塩　練りごまとヨーグルトのとろみのあるあえごろもで、味をからみやすく。せりの水けはしっかりきりましょう。

〔塩分 2.0g 前後〕

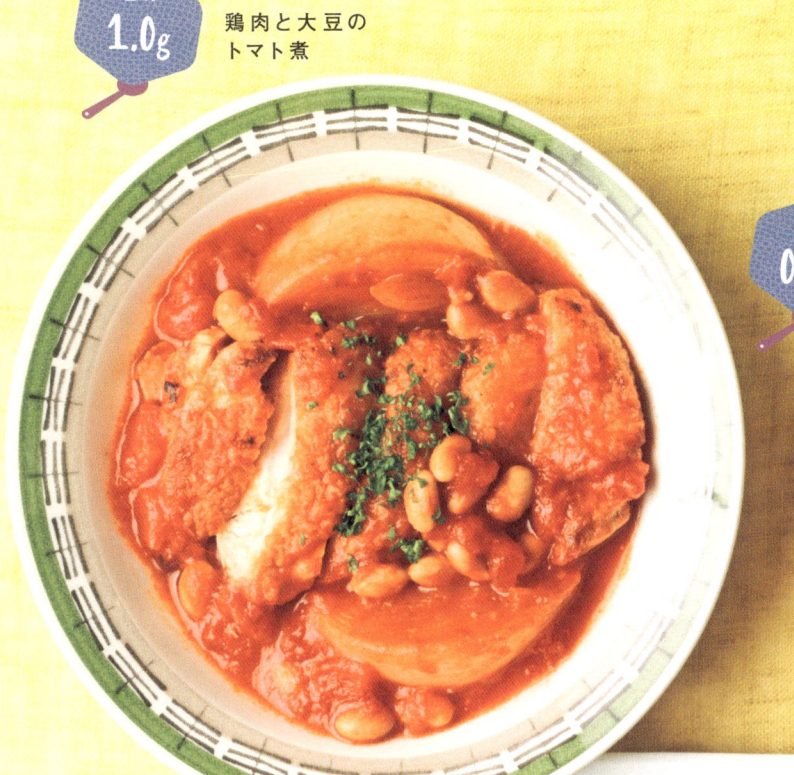

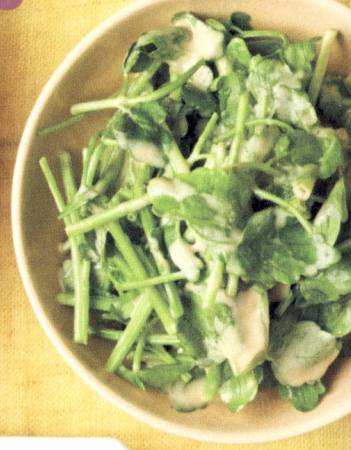

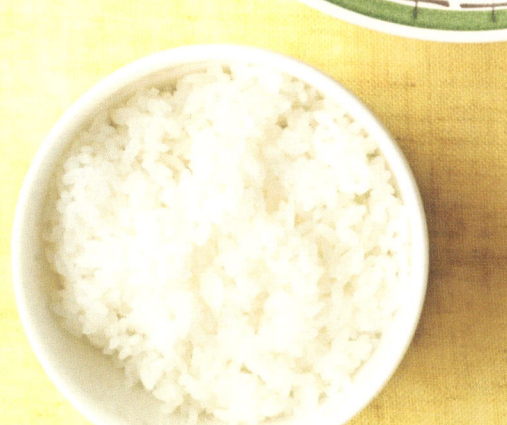

≫ 減塩メニュー朝昼晩／晩ごはん

塩分 1.0g　鶏肉と大豆のトマト煮

塩分 0.5g　せりのごまヨーグルトあえ

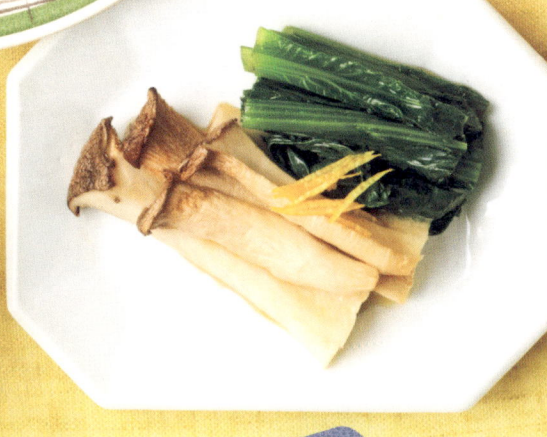

塩分 0g　ごはん

塩分 0.2g　焼きエリンギと小松菜のゆずマリネ

晩ごはん

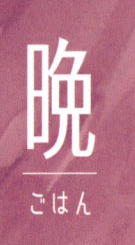

野菜たっぷり 鍋の献立

1人分 614 kcal　塩分 2.3g　カリウム 1559mg

煮汁ごと食べられる鍋料理でカリウムをしっかり摂取。すだちを添えて香りと酸味のアクセントを。

さけのうまみが白菜にじんわりしみる

甘塩ざけと白菜の酒鍋

● 1人分 274 kcal ｛塩分 1.9g※｝カリウム 987mg

※甘塩ざけの塩分1.8%、煮汁は全量摂取として算出

材料・2人分

甘塩ざけ……2切れ (160g)※
白菜……1/8株 (400g)
水菜……2株
油揚げ……1枚
しいたけ……4枚
A［酒・水……各1カップ
　　昆布……5cm角1枚］
ポン酢しょうゆ…小さじ1
すだち (半分に切る)…1〜2個分

作り方

1　鍋にAを入れてしばらくおく。さけは7〜8mm厚さのそぎ切りに、しいたけは軸を除いて薄切り、油揚げは4等分に切る。水菜は4cm長さに切る。

2　白菜にさけ、しいたけ、油揚げをはさみ、4cm幅に切って1の鍋に並べ入れる。火にかけて煮立て、ふたをして弱めの中火で10分煮る。

3　水菜を加え、ポン酢とすだちを添え、煮ながら食べる。

おいしく減塩
塩分が高い甘塩ざけは、鍋のだしと調味料がわりに使います。酒で風味もアップ。

副菜はカリウムたっぷりの一品に

里いものくるみみそあえ

● 1人分 88 kcal ｛塩分 0.4g｝カリウム 528mg

材料・2人分

里いも……3個 (150g)
くるみ……10g
A［みそ・水……各小さじ1
　　砂糖……小さじ1/2
　　ごま油……ミニスプーン1/2］
万能ねぎ (小口切り)……1本分

作り方

1　里いもは皮つきのまま小鍋に入れ、1cm深さまで水を注いで火にかけ、ふたをしてときどき返しながら10〜15分蒸し煮にする (または半分に切って耐熱皿にのせ、ラップをかけて電子レンジで5分加熱する)。

2　くるみはからいりし、砕く。耐熱ボウルにAを合わせ、電子レンジで20〜30秒加熱する。

3　1の皮をむいてボウルに入れ、フォークなどでざっくりとつぶし、2を加えて混ぜる。器に盛り、万能ねぎを散らす。

おいしく減塩
みそは少量にし、里いもが温かいうちにあえて味をなじませます。くるみの香ばしさと食感もポイント。

ごはん (150g)

● 1人分 252 kcal ｛塩分 0g｝カリウム 44mg

【塩分 2.0g 前後】

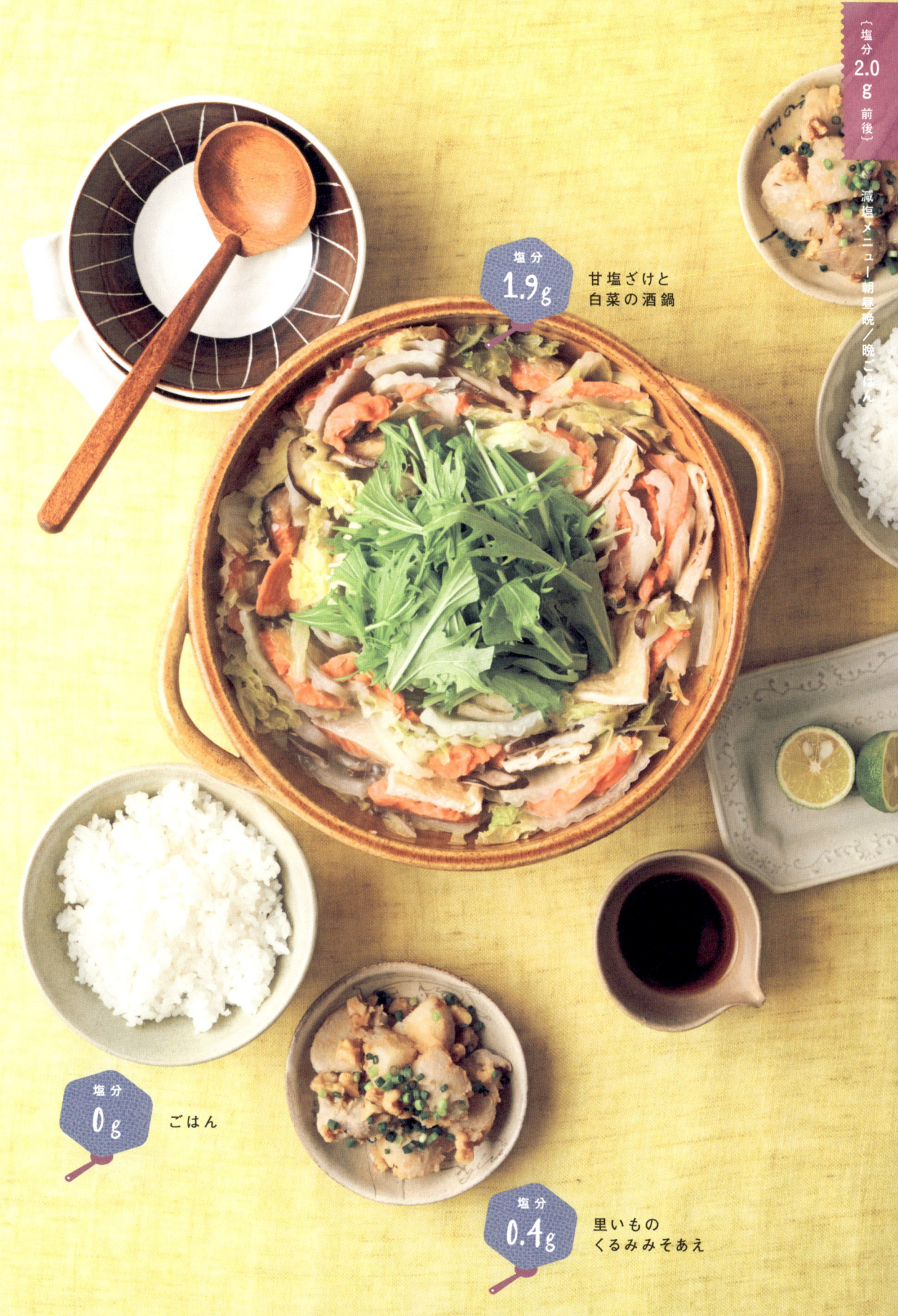

減塩メニュー 朝昼晩／晩ごはん

塩分 1.9g　甘塩ざけと白菜の酒鍋

塩分 0g　ごはん

塩分 0.4g　里いものくるみみそあえ

晩ごはん

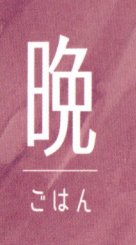

魚の蒸しものの献立

1人分 549 kcal　塩分 **2.1g**　カリウム 1119mg

昆布のうまみを効かせた主菜はおろしポン酢でさっぱりと。カリウム豊富な食材を使った汁ものを組み合わせて。

たっぷりの酒で臭みをカット
ぶりと白菜の昆布蒸し

● 1人分 260 kcal ｛ 塩分 0.8g ｝ カリウム 648mg

材料・2人分

ぶり……2切れ (180g)
白菜……2枚
しいたけ……3枚
酒……大さじ2
しょうが (薄切り)……1かけ分
昆布……5×1.5cm 1枚
A ┌ 酒……1/4カップ
　└ 水……1/2カップ
B ┌ 大根おろし……大さじ2
　│ ポン酢しょうゆ……大さじ1
　└ 一味唐辛子……少量

作り方

1 ぶりは酒をふり、裏返して5分おき、再び裏返して水けをしっかりふく。
2 白菜は5cm幅に切ってから繊維に沿って1cm幅に、しいたけは石づきを落として5mm厚さに切る。昆布はキッチンばさみで細切りにする。
3 フッ素樹脂加工のフライパンにしょうがを並べて1をのせ、まわりに2を並べてAを注ぐ。中火にかけ、煮立ったらふたをし、弱めの中火で8分ほど蒸し煮にする。
4 汁けをきって器に盛り、混ぜ合わせたBをのせる。

おいしく減塩　おろしポン酢に一味唐辛子をふって、辛みをアクセントに。

胚芽精米ごはん (120g)

● 1人分 200 kcal ｛ 塩分 0g ｝ カリウム 61mg

ごま油で炒めてコクをプラスします
わかめのしょうが炒め

● 1人分 30 kcal ｛ 塩分 0.4g ｝ カリウム 65mg

材料・2人分

わかめ (塩蔵)……50g
にんじん……30g
しょうが (せん切り)……1かけ分
ごま油……小さじ1
A ┌ 酒……大さじ1/2
　└ 粗びき白こしょう……少量

作り方

1 わかめはよく洗い、たっぷりの水に3分ほどつけてもどし、水けを絞って3cm幅に切る。にんじんはせん切りにする。
2 フッ素樹脂加工のフライパンにごま油を中火で熱し、しょうがと1を炒める。油がまわったらAで調味する。

汁ものは具だくさんにして減塩
根菜たっぷり汁

● 1人分 59 kcal ｛ 塩分 0.9g ｝ カリウム 345mg

材料・2人分

大根……3cm (100g)
にんじん……30g
ごぼう……1/6本 (25g)
こんにゃく……1/4枚 (50g)
サラダ油……小さじ1
だし汁……1と1/4カップ
みそ……小さじ2
大根の葉 (小口切り)……20g

作り方

1 根菜とこんにゃくは1cm角に切り、ごぼうは水にさらして水けをきる。こんにゃくは湯通しする。
2 鍋にサラダ油を熱し、1をよく炒め、だし汁を加える。煮立ったらアクをとり、ふたをして弱火で10～12分煮る。
3 大根の葉を加えてひと煮し、みそを溶き入れ、ひと煮立ちさせる。

【塩分 2.0g 前後】

減塩メニュー朝昼晩／晩ごはん

塩分 **0.8g** ぶりと白菜の昆布蒸し

塩分 **0.4g** わかめのしょうが炒め

塩分 **0g** 胚芽精米ごはん

塩分 **0.9g** 根菜たっぷり汁

晩ごはん

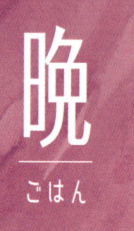

鶏肉の煮ものの献立

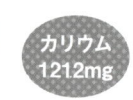

1人分 478 kcal　塩分 **2.3**g　カリウム 1212mg

煮ものはだしの味を含ませて調味は表面だけ、がコツ。うまみたっぷりだから、塩分控えめでも満足感あり。

鶏肉は酢で臭み抜きをします

鶏肉と根菜の煮もの

● 1人分 173 kcal ｛ 塩分 1.2g ｝ カリウム 580mg

材料・2人分

鶏もも肉 (皮なし)……150g
にんじん……1/2本
れんこん……小1/2節 (75g)
絹さや……20g
黒酢 (または酢)……小さじ1
A ┌ だし汁……120㎖
　└ 酒……大さじ1
B ┌ めんつゆ (3倍濃縮)……大さじ1
　└ 砂糖……小さじ1/2
サラダ油……大さじ1/2

作り方

1 鶏肉はひと口大のそぎ切りにし、酢をからめる。にんじんは小さめの乱切りにする。れんこんは縦4等分に切って乱切りにし、酢水にさらして水けをきる。絹さやは塩ゆでし、斜め半分に切る。
2 鍋にサラダ油を中火で熱し、れんこん、にんじん、鶏肉を炒め、れんこんが透き通ってきたらAを加える。煮立ったらアクをとり、ふたをして弱めの中火で10分ほど煮る。
3 汁けがほとんどなくなったらBを加え、混ぜながら煮からめる。絹さやを加えてひと混ぜする。

おいしく減塩　あらかじめ具をだしで煮含めてあるので、味つけは最後に表面にからませる程度でOK。鶏肉は酢をかけておくと生臭みがなくなります。

胚芽精米ごはん (120g)

● 1人分 200 kcal ｛ 塩分 0g ｝ カリウム 61mg

さっと加熱で歯ごたえを残して

ピーマンとえのきの塩昆布あえ

● 1人分 21 kcal ｛ 塩分 0.2g ｝ カリウム 184mg

材料・2人分

ピーマン……4個
えのきたけ……40g
塩昆布……大さじ1/2 (2g)
白いりごま……小さじ1/2

作り方

1 ピーマンは縦半分に切って横2mm幅に切る。えのきは石づきを落とし、半分に切ってほぐす。
2 耐熱ボウルに1を入れ、ふんわりとラップをかけて電子レンジで1分加熱し、あら熱をとる。キッチンペーパーで水けをふき、ボウルに戻し入れる。
3 塩昆布とごまを加えて混ぜる。

おいしく減塩　塩けとうまみの強い塩昆布は、少量を調味料がわりに使います。味がなじみやすいよう、野菜は細切りに。

香りの強いにらで薄味をカバー

じゃがいもとにらのみそ汁

● 1人分 84 kcal ｛ 塩分 0.9g ｝ カリウム 387mg

材料・2人分

じゃがいも……小1個 (100g)
にら……1/3束
油揚げ……1/2枚
だし汁……1と1/4カップ
みそ……小さじ2

作り方

1 じゃがいもは1cm厚さのいちょう切りにし、水にさらして水けをきる。油揚げは油抜きをし、縦半分に切ってから8mm幅に切る。にらは1cm幅に切る。
2 鍋にじゃがいもと油揚げ、だし汁を入れて火にかけ、煮立ったらアクをとり、ふたをして弱火で7分ほど煮る。
3 じゃがいもがやわらかくなったらにらを加え、みそを溶き入れ、ひと煮立ちさせる。

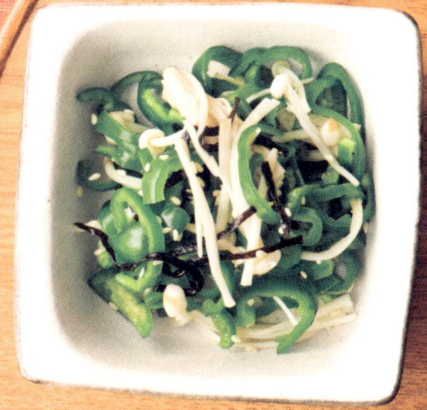

〔塩分2.0g前後〕減塩メニュー朝昼晩／晩ごはん

塩分 1.2g 鶏肉と根菜の煮もの

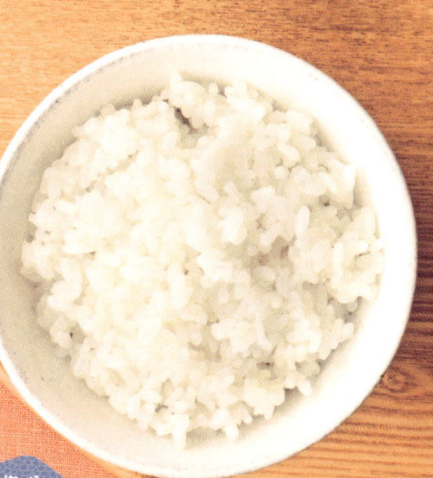

塩分 0.2g ピーマンとえのきの塩昆布あえ

塩分 0g 胚芽精米ごはん

塩分 0.9g じゃがいもとにらのみそ汁

晩 ごはん

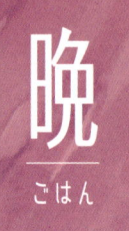

豆腐ソテーの献立

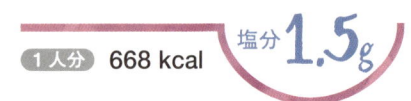

1人分 668 kcal　塩分 1.5g　カリウム 1445mg

豆腐ソテーは野菜炒めを添え、食感のメリハリを。副菜には汁もののかわりに、汁けの多い煮びたしを添えて。

からしがほどよいアクセントに

豆腐ソテーのからし酢がけ 野菜炒め添え

● 1人分 323 kcal　{ 塩分 1.0g }　カリウム 527mg

材料・2人分

木綿豆腐……1丁（300g）
パプリカ（赤）……100g
セロリ……80g
きくらげ（乾燥）……4g
塩……ミニスプーン1/3
小麦粉……少量
A ┌ 酢……大さじ4
　└ 練りがらし※・砂糖・しょうゆ……各小さじ1
ごま油……小さじ1＋大さじ1/2

※粉がらしを水で溶いたもの

作り方

1. 豆腐は6等分の幅に切り、キッチンペーパーでしっかり水けをとる。パプリカは長めの乱切りに、セロリは5mm幅の斜め切りにする。きくらげは水につけてもどし、ひと口大に切る。Aは合わせておく。
2. フライパンにごま油小さじ1を中火で熱し、パプリカ、セロリ、きくらげをさっと炒め、塩をふって取り出す。
3. 2のフライパンにごま油大さじ1/2を熱し、豆腐の両面に小麦粉をまぶして並べ入れる。両面をこんがりと焼いたらAを加えてからめ、器に盛り、2を添える。

おいしく減塩：ほどよい辛みと酸味のからし酢で少ない塩分でもぐっとおいしく。食感のよい野菜の炒めものを添えて、メリハリをつけます。

ごはん（150g）

● 1人分 252 kcal　{ 塩分 0g }　カリウム 44mg

だしを効かせて満足度アップ

ほうれん草とれんこんの煮びたし

● 1人分 53 kcal　{ 塩分 0.3g }　カリウム 691mg

材料・2人分

ほうれん草……1/2束
れんこん……50g
A ┌ だし汁……3/4カップ
　│ みりん……小さじ1/2
　└ しょうゆ……小さじ1/3
白いりごま……小さじ2

作り方

1. ほうれん草はゆでて冷水にとり、水けを絞って3cm長さに切る。れんこんは薄い輪切りにして水洗いし、水けをきる。
2. 鍋にAを中火で煮立て、ほうれん草を入れる。再び煮立ったられんこんを加え、れんこんが透き通るまで煮る。器に盛り、ごまをふる。

シャキとろの食感とキウイの甘みが◎

長いもともずく、キウイの酢のもの

● 1人分 40 kcal　{ 塩分 0.2g }　カリウム 183mg

材料・2人分

長いも……50g
もずく（味つけしていないもの）……1パック（60g）
キウイ……1/2個
A ┌ 酢……大さじ3
　│ 水……大さじ1
　└ 砂糖……小さじ1/2

作り方

1. 長いもはひと口大に切ってポリ袋に入れ、めん棒などでたたいて細かく砕く。キウイは7～8mm角に切る。
2. Aを合わせ、キウイを加えて混ぜ、味をなじませる。長いも、もずくの順に加えて混ぜる。

〔塩分 2.0g 前後〕

減塩メニュー朝昼晩／晩ごはん

塩分 1.0g　豆腐ソテーのからし酢がけ
野菜炒め添え

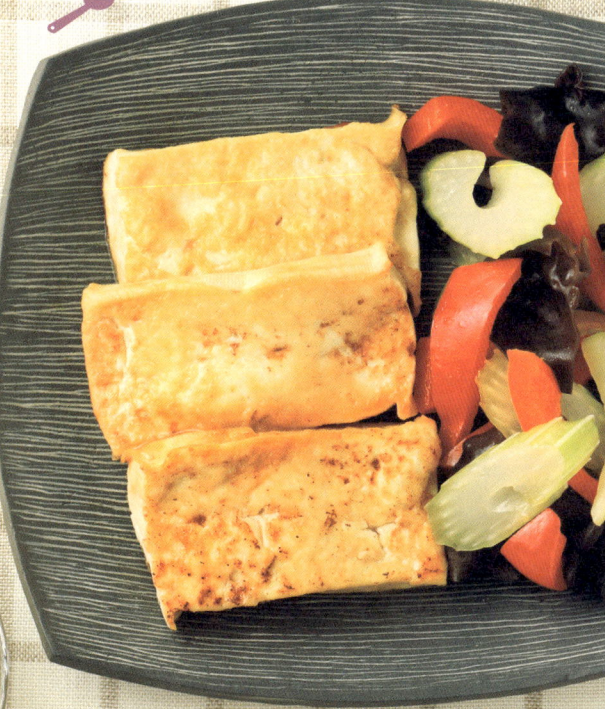

塩分 0.2g　長いもともずく、
キウイの酢のもの

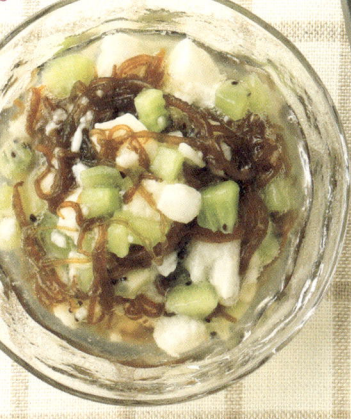

塩分 0.3g　ほうれん草とれんこんの
煮びたし

塩分 0g　ごはん

晩ごはん

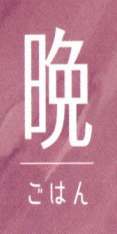

豚肉のしょうが焼きの献立

1人分 447 kcal　塩分 1.9g　カリウム 988mg

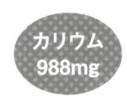

下味をつけた肉は片栗粉と油でコーティング。薄味仕立てのみそ汁は山椒で風味をアップさせて。

片栗粉のおかげでしっとりやわらか

豚肉のしょうが焼き

● 1人分 202 kcal　{ 塩分 0.8g }　カリウム 494mg

材料・2人分

豚もも薄切り肉……160g
A［しょうゆ・酒・みりん……各大さじ1/2
　　おろししょうが……大さじ1/2］
片栗粉……小さじ1/4
サラダ油……小さじ1
キャベツ（せん切り）……2枚分
トマト（くし形切り）……1/2個分
レモン（くし形切り）……1/4個分

作り方

1. 豚肉は半分に切り、Aをよくもみ込む。さらに片栗粉を加えてよくもみ、サラダ油をからめる。
2. フッ素樹脂加工のフライパンを中火で熱し、1を1枚ずつ広げ入れ、強火にして両面をこんがり焼く。
3. キャベツとともに器に盛り、トマトとレモンを添える。

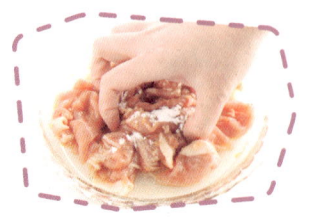

おいしく減塩

調味料は必要最小限の分量なので、汁けがなくなるまでしっかり豚肉にもみ込み、味をなじませます。さらに片栗粉と油でコーティングするのがポイント。

胚芽精米ごはん (120g)

● 1人分 200 kcal　{ 塩分 0g }　カリウム 61mg

酸味のある粒マスタードが決め手

かぶとにんじんの粒マスタードあえ

● 1人分 20 kcal　{ 塩分 0.2g }　カリウム 134mg

材料・2人分

かぶ……1個（70g）
にんじん……30g
A［塩・砂糖……各ミニスプーン1/2］
粒マスタード……小さじ1

作り方

1. かぶは皮つきのまま薄い半月切りに、にんじんも薄い半月切りにする。
2. ボウルに1を入れ、Aを加えて混ぜ、10分ほどおく。
3. さっと水洗いして水けを絞り、粒マスタードを加えてあえる。

栄養豊富なかぶの葉もムダなく

かぶの葉としめじのみそ汁

● 1人分 25 kcal　{ 塩分 0.9g }　カリウム 299mg

材料・2人分

かぶの葉……60g
しめじ……1/2パック（50g）
カットわかめ（乾燥）……小さじ1（1g）
だし汁……1と1/4カップ
みそ……小さじ2
粉山椒……少量

作り方

1. わかめはたっぷりの水につけてもどし、水けを絞る。かぶの葉は2cm長さに切る。しめじは石づきを除いてほぐす。
2. 鍋にだし汁を煮立て、かぶの葉としめじを加え、再び煮立ったらふたをして弱火にし、1分半ほど煮る。
3. みそを溶き入れてひと煮立ちさせ、わかめを加える。器に盛り、粉山椒をふる。

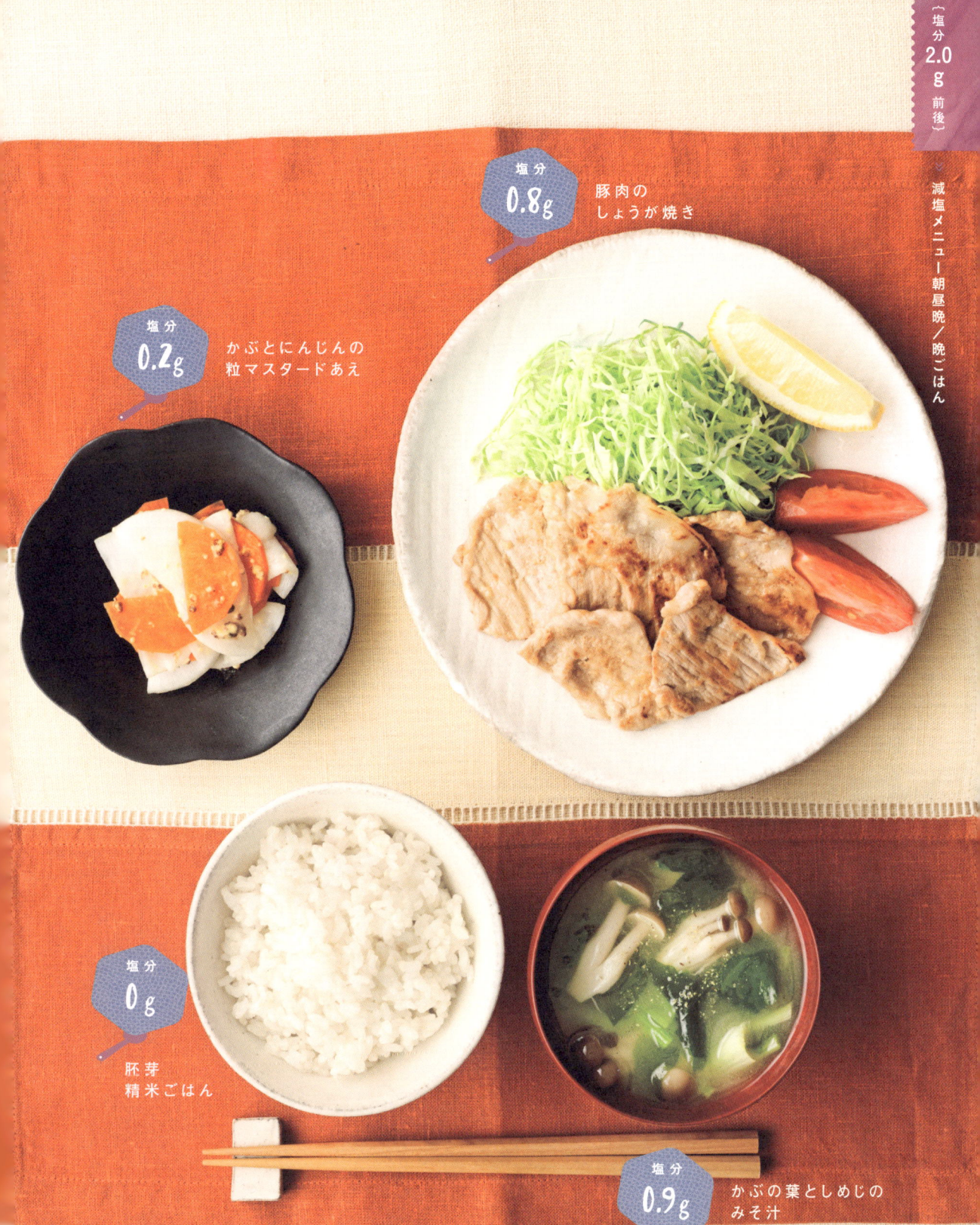

〔塩分 2.0g 前後〕

減塩メニュー朝昼晩／晩ごはん

塩分 **0.8g** 豚肉の しょうが焼き

塩分 **0.2g** かぶとにんじんの 粒マスタードあえ

塩分 **0g** 胚芽 精米ごはん

塩分 **0.9g** かぶの葉としめじの みそ汁

33

COLUMN 比べてみよう1

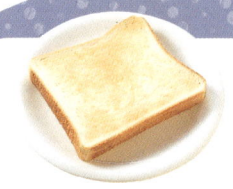

食パンで

食パンにもバターにも塩分は含まれます。ハムとチーズは、舌で感じる以上に塩分が高くなる組み合わせ。ツナマヨのように全体をあえる具も、表面だけに塩をふるより高塩分に。

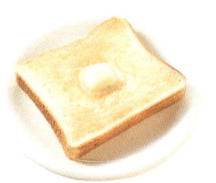

(6枚切り1枚) 塩分0.8g

＋

バター10g → バタートースト 塩分1.0g

バター10g
ロースハム1枚
スライスチーズ1枚 → ハムチーズトースト 塩分2.0g

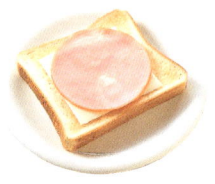

ツナ40g
マヨネーズ20g → ツナマヨトースト 塩分1.5g

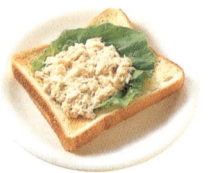

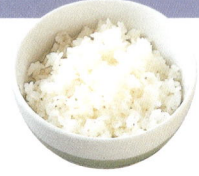

ごはんで

炊き込みごはんの場合、具に味つけせずに調味液で炊くだけの栗ごはん、豆ごはんなどは比較的低塩。混ぜずしは、酢飯と具の両方に塩分が含まれるので注意が必要です。

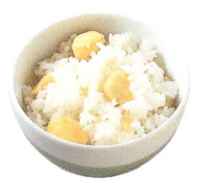

(150g) 塩分0g

＋

栗15g → 栗ごはん 塩分0.9g

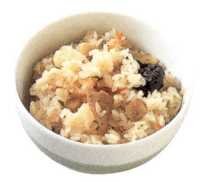

五目ごはんの具30g → 五目ごはん 塩分1.7g

酢飯150g
＋
五目ずしの具30g → 五目ずし 塩分1.2g

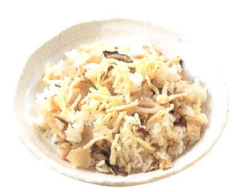

PART 2

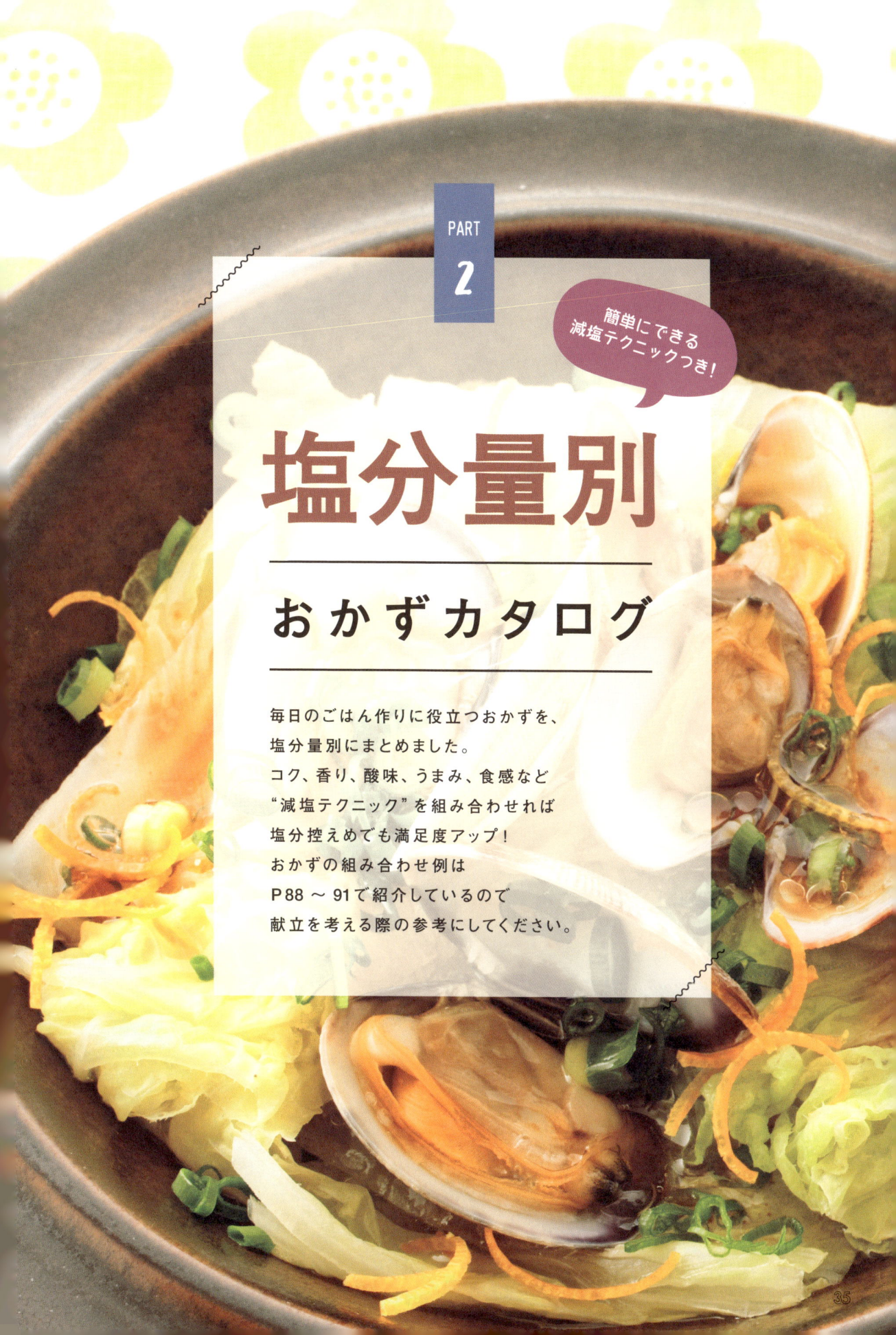

簡単にできる
減塩テクニックつき！

塩分量別

おかずカタログ

毎日のごはん作りに役立つおかずを、
塩分量別にまとめました。
コク、香り、酸味、うまみ、食感など
"減塩テクニック"を組み合わせれば
塩分控えめでも満足度アップ！
おかずの組み合わせ例は
P88～91で紹介しているので
献立を考える際の参考にしてください。

{ 塩分 1.0g 以下 }

メインおかず

肉や魚、卵、豆腐を使った
ボリュームたっぷりのメインおかず。
減塩テクニックを組み合わせて、満足度を高めます。

ナッツ入り焼きつくね 薬味おろし添え

1人分 232 kcal　塩分 0.1g　カリウム 611mg

材料・2人分

- 豚ひき肉（赤身）……150g
- にんじん……40g
- きくらげ（乾燥）……2g
- カシューナッツ（ロースト）……20g
- 大根……150g
- みょうが……2個
- しょうが……1かけ
- ピーマン……1/2個（10g）
- 酒……大さじ1
- A ┌ 酢……大さじ2
    │ みりん……小さじ1
    └ 砂糖……小さじ1/2

作り方

1. きくらげは水につけてもどして粗みじん切りに、にんじん、カシューナッツも粗みじん切りにする。
2. ひき肉に酒、1を加えてよく練り混ぜ、6等分してラグビーボール状に整える。グリルで12〜13分焼いて器に盛る。
3. みょうがは薄い小口切り、しょうが、ピーマンはみじん切りにし、合わせて冷水にさらしてから水けをきる。
4. 大根はすりおろして自然に水けをきり、合わせたA、3を加えて混ぜ、2に添える。

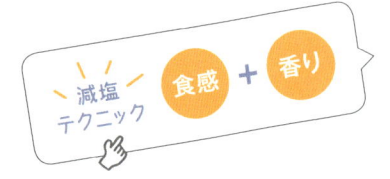

減塩テクニック　食感 + 香り

つくねは具だくさんにして、食感と彩りよく。
香りよい薬味を加えた大根おろしを添えて、
満足感のあるひと皿に。

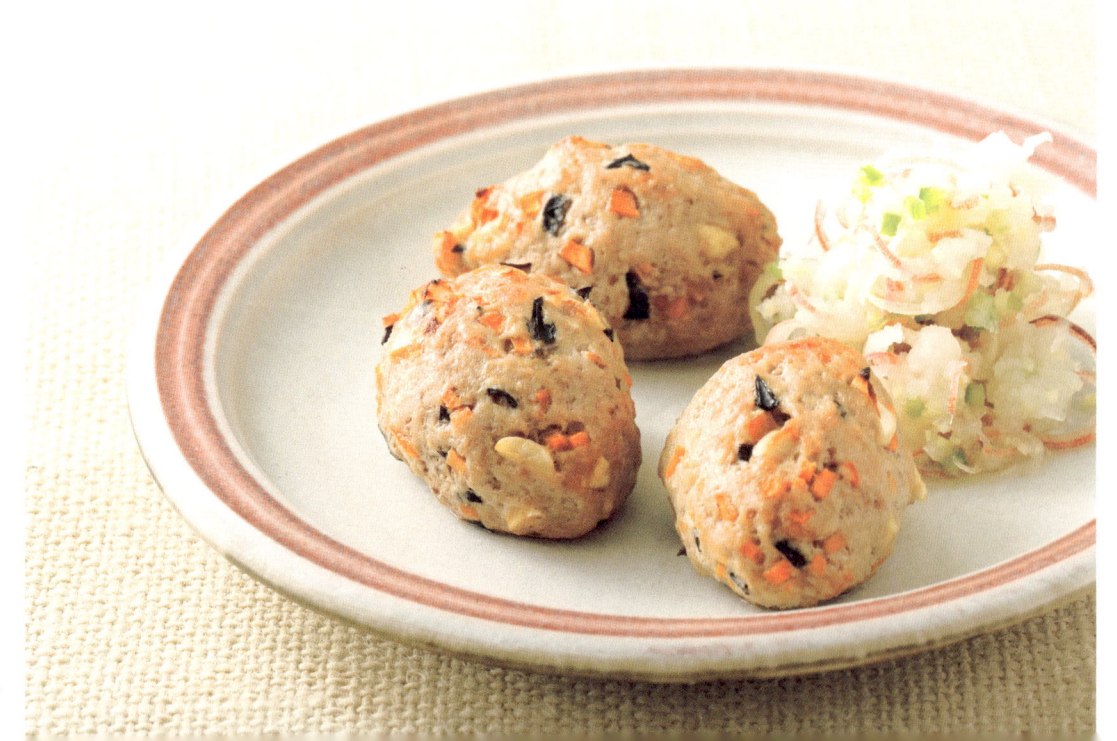

減塩テクニック 香り ＋ 食感

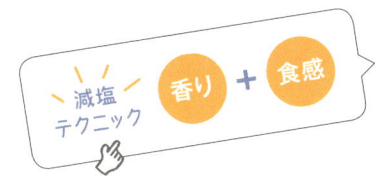

食感の異なるゆで豚、ナムルを
好みの葉野菜でくるりと巻いて。
青じそや春菊で香りをプラスするのがおすすめ。

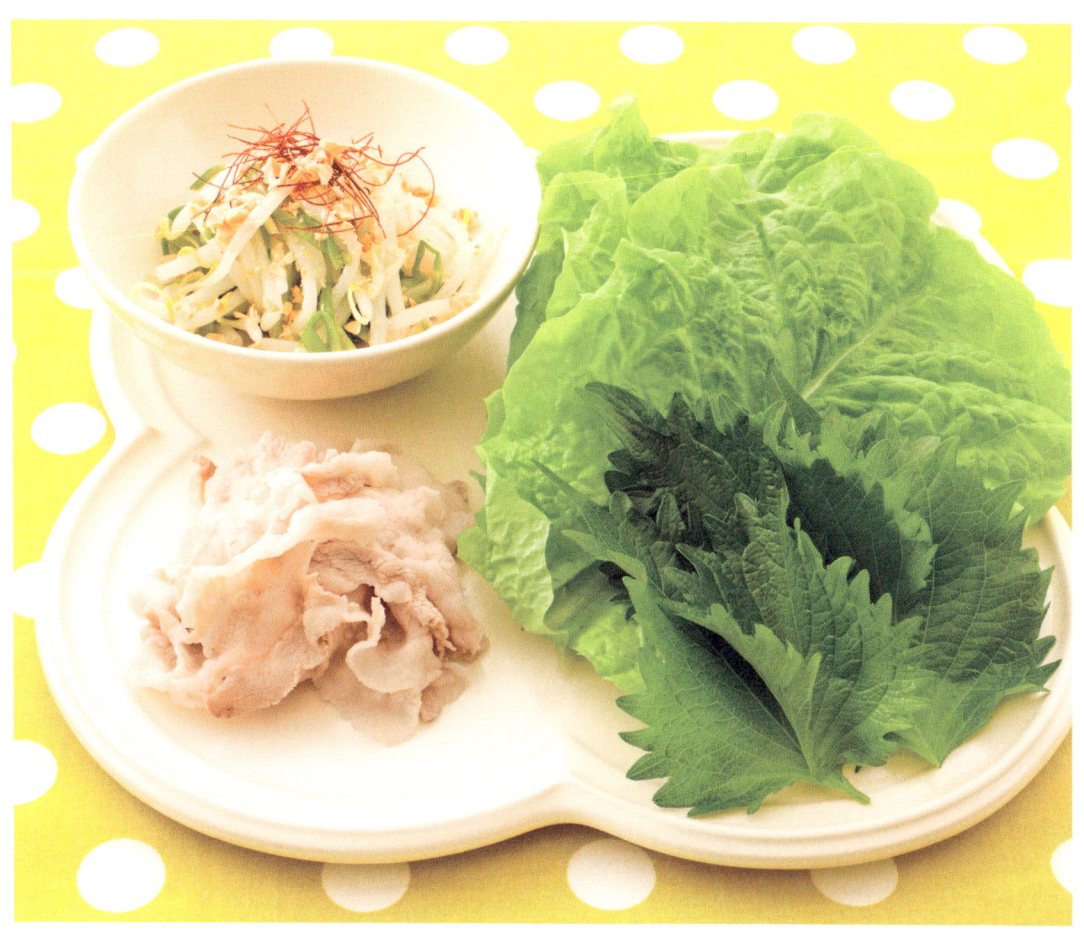

{塩分 1.0g 以下} メインおかず

ゆで豚とナムルの葉っぱ巻き

1人分 293 kcal　塩分 1.0g　カリウム 528mg

材料・2人分

豚バラしゃぶしゃぶ用肉……120g
もやし……100g
にら……1束
砂糖……小さじ1
A ┌ 酢……大さじ1
　├ 砂糖……小さじ1
　├ 塩……ミニスプーン1と1/2
　└ ごま油……少量
ピーナッツ※(刻む)……大さじ1
糸唐辛子(あれば)……少量
サンチュ・青じそ……各適量

※バターや塩など味のついていないもの

作り方

1 豚肉はひと口大に切り、砂糖をまぶす。沸騰した湯に一度に入れく箸でほぐし、色が変わったらざるに上げ、乾かないようにラップをかけておく。

2 にらは3cm長さに切り、もやしとともにさっとゆで、湯をきってAであえる。器に盛り、ピーナッツを散らし、糸唐辛子をのせる。

3 1、2を盛り合わせ、サンチュ、青じそを添え、包んで食べる。

減塩テクニック コク + 香り

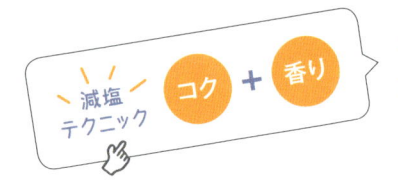

根みつばは、香りと食感を生かしたいから、加熱しすぎないように。
ピーナッツバターのコクで満足感アップ。

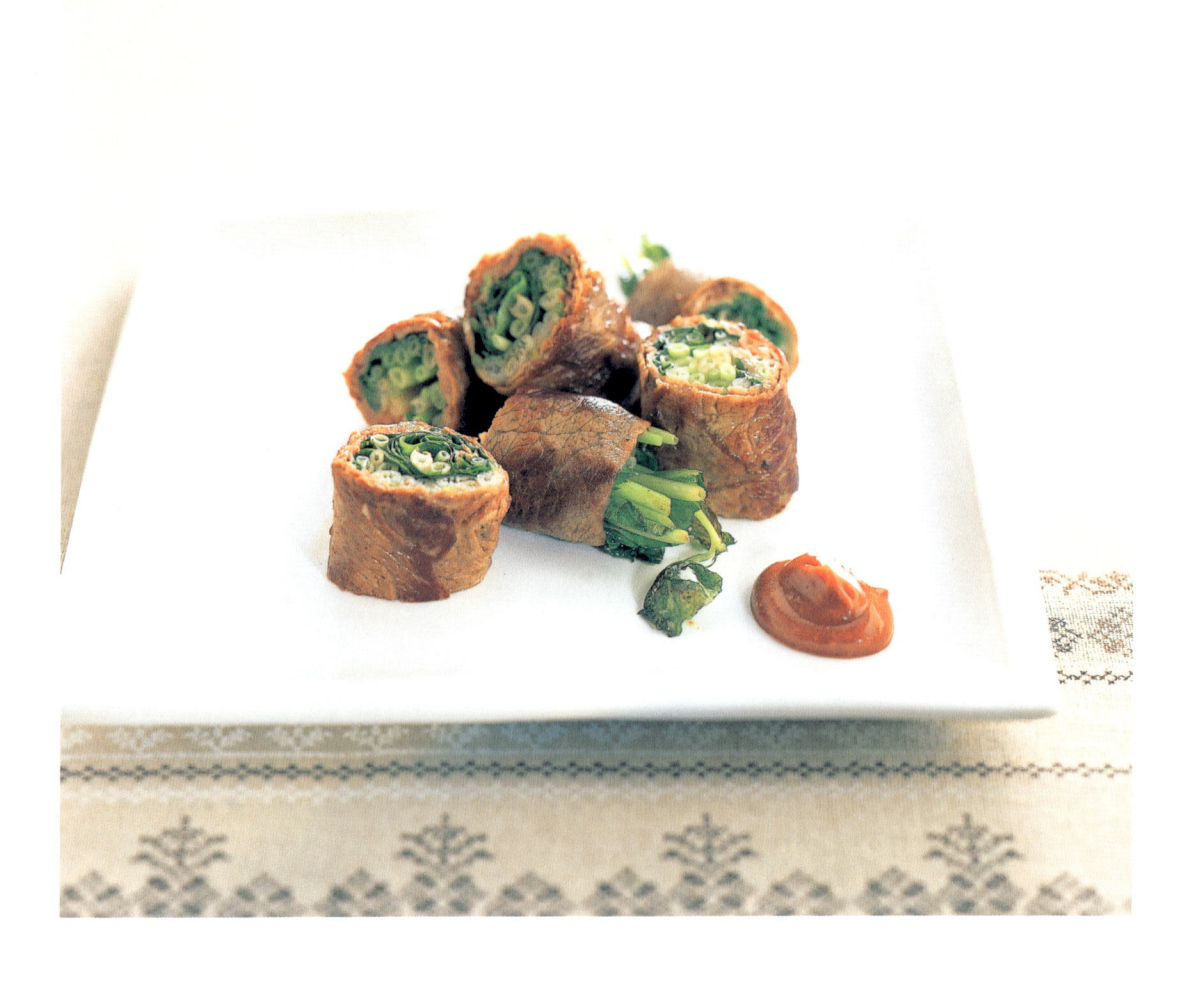

根みつばの牛肉巻き ピーナッツだれ

1人分 252 kcal　塩分 0.8g　カリウム 501mg

材料・2人分

- 牛もも薄切り肉……160g
- 根みつば……60g
- こしょう……少量
- A
  - ピーナッツバター……20g
  - しょうゆ……大さじ1/2
  - 酢……小さじ1/2
  - 砂糖……ミニスプーン1
  - 一味唐辛子……少量
- サラダ油……小さじ1/2

作り方

1. 牛肉は1枚ずつ広げ、両面にこしょうをふる。根みつばは牛肉の幅に合わせて切り、牛肉に等分にのせて巻く。
2. フライパンにサラダ油を熱し、1の巻き終わりを下にして並べる。ふたをしてときどき転がしながら弱火で焼く。
3. 食べやすく切って器に盛り、混ぜ合わせたAを添える。

鶏肉のパリパリ焼き トマトおろし添え

1人分 198 kcal　塩分 0.9g　カリウム 422mg

〖塩分 1.0g 以下〗

» メインおかず

材料・2人分
- 鶏もも肉…1枚（160g）
- 大根…80g
- トマト…50g
- ししとう…8本
- 塩…小さじ1/4
- こしょう…少量
- A ┌ にんにく（薄切り）…2枚
  └ ローズマリー…少量
- B ┌ レモン汁…小さじ1
  └ こしょう…少量
- オリーブオイル…小さじ1

作り方
1. 鶏肉は観音開きにして厚みを均一にし、塩、こしょうをすり込む。ししとうは竹串で刺して穴をあける。
2. フライパンにオリーブオイルとAを弱火で熱し、香りが立ったら強火にして、鶏肉を皮目を下にして入れる。フライ返しなどで均等に押さえながら、弱めの中火できつね色になるまで焼き、裏側もこんがりと焼いて取り出す。続いて、ししとうをしんなりするまで炒める。
3. 大根とトマトはすりおろし、軽く汁けをきってボウルに入れ、Bを加え混ぜる。
4. 2の鶏肉を食べやすく切って器に盛り、ししとう、3を添える。

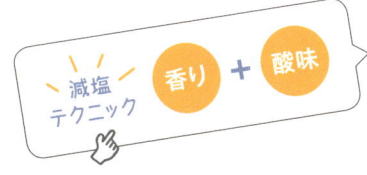

減塩テクニック　香り ＋ 酸味

鶏肉は香ばしく焼いて、塩味を引き立てます。
トマトとレモンの酸味を加えた
大根おろしがうまみをアップ。

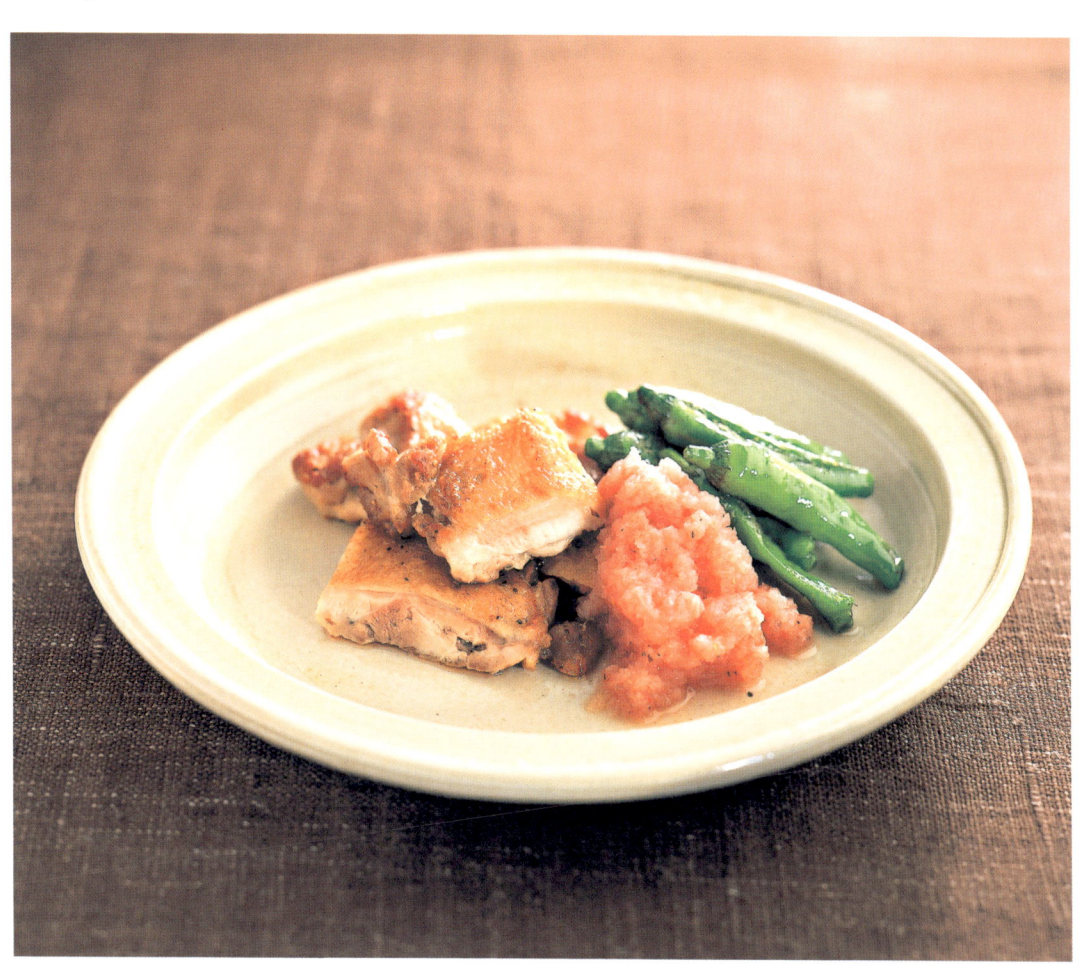

さけのごま焼き

1人分 266 kcal　塩分 1.0g　カリウム 773mg

材料・2人分

- 生ざけ……2切れ (120g)
- 菜の花……1/2束
- じゃがいも……1個 (120g)
- 塩……小さじ1/4弱
- A [小麦粉・牛乳……各大さじ1と1/2
- 白いりごま (または黒いりごま)……大さじ2〜3
- ごま油……小さじ2
- ポン酢しょうゆ……小さじ1/2

作り方

1. さけはひと口大のそぎ切りにし、塩をもみ込む。Aを混ぜたものをからめ、ごまをまぶす。
2. 菜の花は食べやすい長さに切る。じゃがいもはよく洗って皮つきのままラップで包み、電子レンジで3分加熱し、皮をむいて半月切りにする。
3. フライパンにごま油を熱し、1、2を順に入れ、こんがりと焼けたら器に盛り合わせる。菜の花にポン酢をかける。

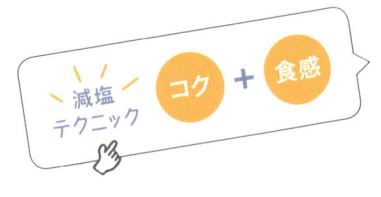

減塩テクニック　コク + 食感

香ばしいごまのコクと
カリッとした食感が楽しい一品。
ポン酢しょうゆも、減塩のお役立ち調味料。

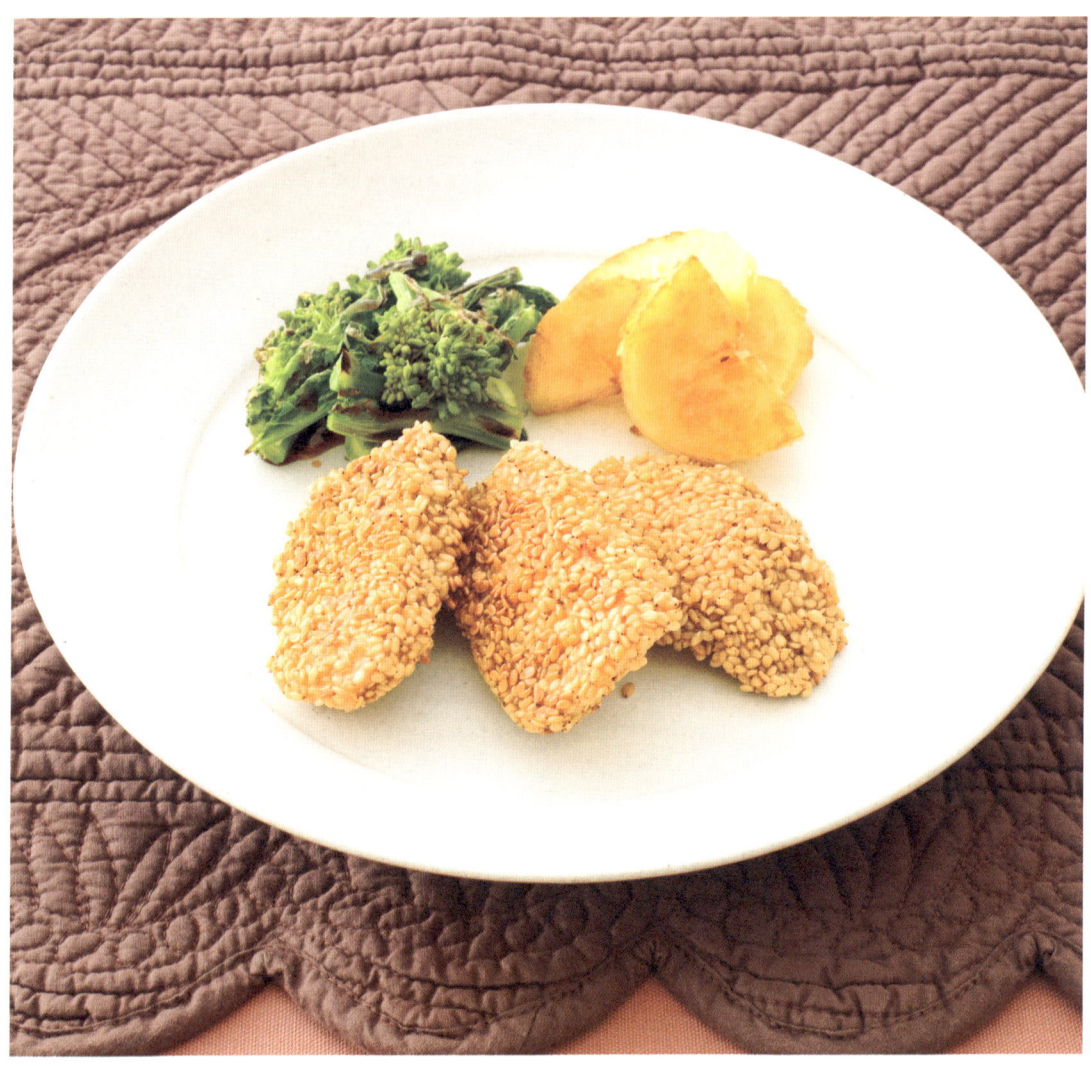

減塩テクニック **うまみ** + **香り**

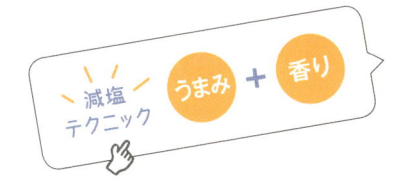

あさりの濃厚なうまみを
白菜にもたっぷりとしみ込ませます。
みかんの皮のさわやかな香りをトッピング。

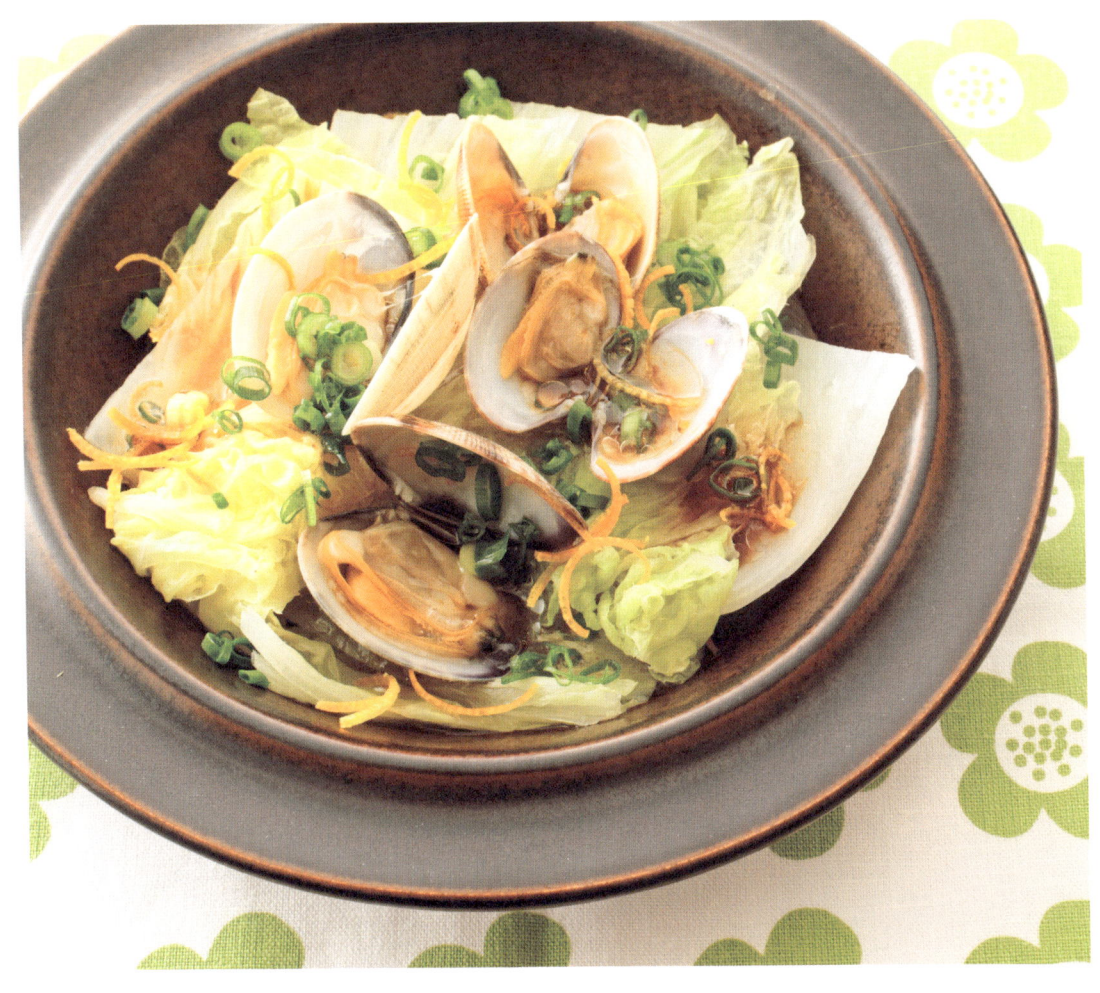

塩分 1.0g 以下 》メインおかず

白菜のあさり蒸し

1人分 47 kcal　塩分 0.9g　カリウム 415mg

材料・2人分

白菜……300g
あさり（殻つき）……200g
酒……大さじ1
万能ねぎ（小口切り）……1本分
みかんの皮……1/4個分
こしょう……少量
中華ドレッシング（市販）……小さじ1

作り方

1 あさりは塩水に2時間ほどつけて砂抜きをし、殻をこすり合わせてよく洗う。白菜は食べやすく切る。みかんの皮は表面を薄くそいでせん切りにする。

2 鍋にあさりと白菜を入れ、酒をふって火にかけ、ふたをして5分ほど蒸し煮にする。

3 あさりの口が開いたら器に盛り、万能ねぎとみかんの皮を散らす。こしょうをふり、ドレッシングをかける。

減塩テクニック うまみ ＋ 辛み

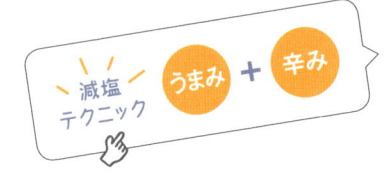

蒸すことでうまみの強い
ぶりの持ち味を生かします。
みそに加えた七味の辛みがアクセントに。

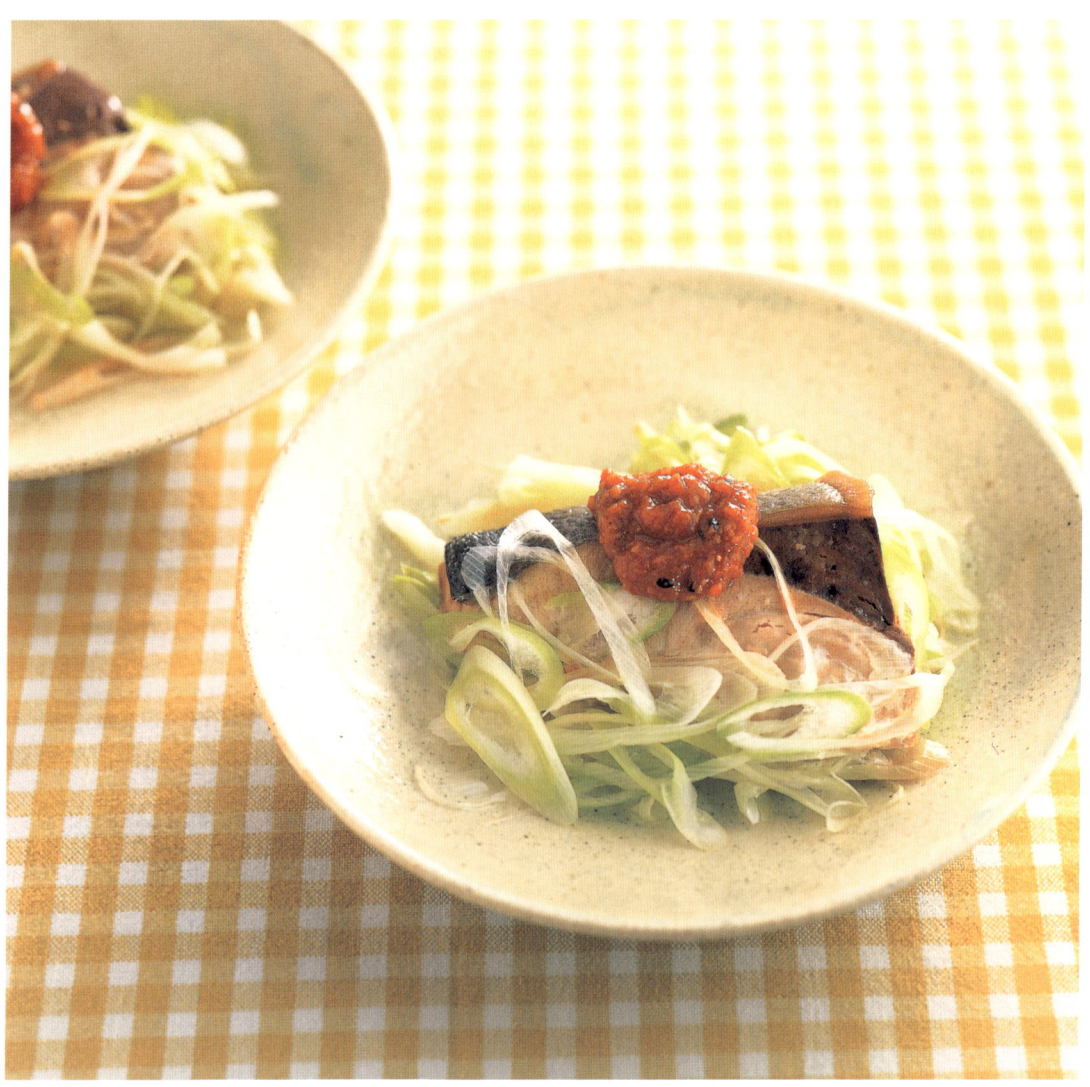

ぶりのねぎ蒸し 七味みそがけ

1人分 246 kcal　塩分 0.8g　カリウム 406mg

材料・2人分
- ぶり……2切れ（160g）
- 長ねぎ……1本
- A [しょうが汁・酒……各小さじ1/2
- ごま油……小さじ1/2
- B [みそ……小さじ2
  みりん・だし汁……各小さじ1
- 七味唐辛子……少量

作り方
1. ぶりはAをふる。長ねぎは斜め薄切りにし、ごま油をかけて混ぜる。
2. 耐熱皿に1の長ねぎの半量を敷き、ぶりを並べ、残りの長ねぎをのせる。蒸気の上がった蒸し器で10分ほど蒸し、器に盛る。
3. 耐熱ボウルにBを合わせ、ラップをかけずに電子レンジで8～10秒加熱する。七味唐辛子を加えて混ぜ、2に添える。

さけの梅じそはさみ揚げ

1人分 192 kcal　塩分 0.9g　カリウム 336mg

材料・2人分
- 生ざけ……2切れ (160g)
- 梅干し……1/2個 (4g)
- 青じそ……4枚
- A ┌ 薄口しょうゆ……小さじ2/3
　　└ 酒……小さじ1/2
- B ┌ 卵白・水……各大さじ1
　　├ 小麦粉……大さじ2
　　└ 白いりごま……小さじ1
- 揚げ油……適量

作り方
1. さけは皮と骨を除いて半分のそぎ切りにし、Aをふる。
2. 梅干しは種を除いてたたき、1に等分に塗って青じそではさむ。
3. Bの卵白と水を混ぜ合わせ、小麦粉、ごまも加えて混ぜる。2にからめ、170℃に熱した油でカラリと揚げる。

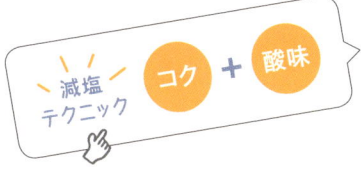

減塩テクニック　コク + 酸味

コクや香ばしさが加わる揚げものは減塩調理の強い味方。
梅干しの酸味で何もつけなくてもおいしい！

〔塩分1.0g以下〕メインおかず

豆腐のトマト煮

1人分 181 kcal　塩分 0.3g　カリウム 618mg

材料・2人分

- 木綿豆腐……1丁(300g)
- トマト……1個(200g)
- 玉ねぎ……1/4個
- グリーンアスパラ……4本
- にんにく(つぶす)……1/2片
- A[白ワイン……大さじ1
    しょうゆ……小さじ1/2
    こしょう……少量]
- オリーブオイル……大さじ1/2

作り方

1. 豆腐は6等分のひと口大に切り、キッチンペーパーで水けをとる。トマトは1cm角に、玉ねぎはみじん切りにする。アスパラは半分に切ってゆでる。
2. フライパンににんにくとオリーブオイルを中火で熱し、香りが立ったら豆腐を並べ入れ、両面に焼き色をつける。玉ねぎを加えて軽く炒める。
3. トマト、Aを加えてふたをし、5～6分蒸し煮にする。トマトから水けが出てきたらふたをはずし、ときどき混ぜながら、トマトがくずれて汁けがほとんどなくなるまで煮る。器に盛り、アスパラを添える。

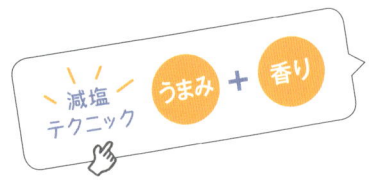

減塩テクニック　うまみ＋香り

生のトマトをじっくり煮込み、うまみを凝縮。
にんにくの香りもそそります。
アスパラを添えて彩りよく仕上げましょう。

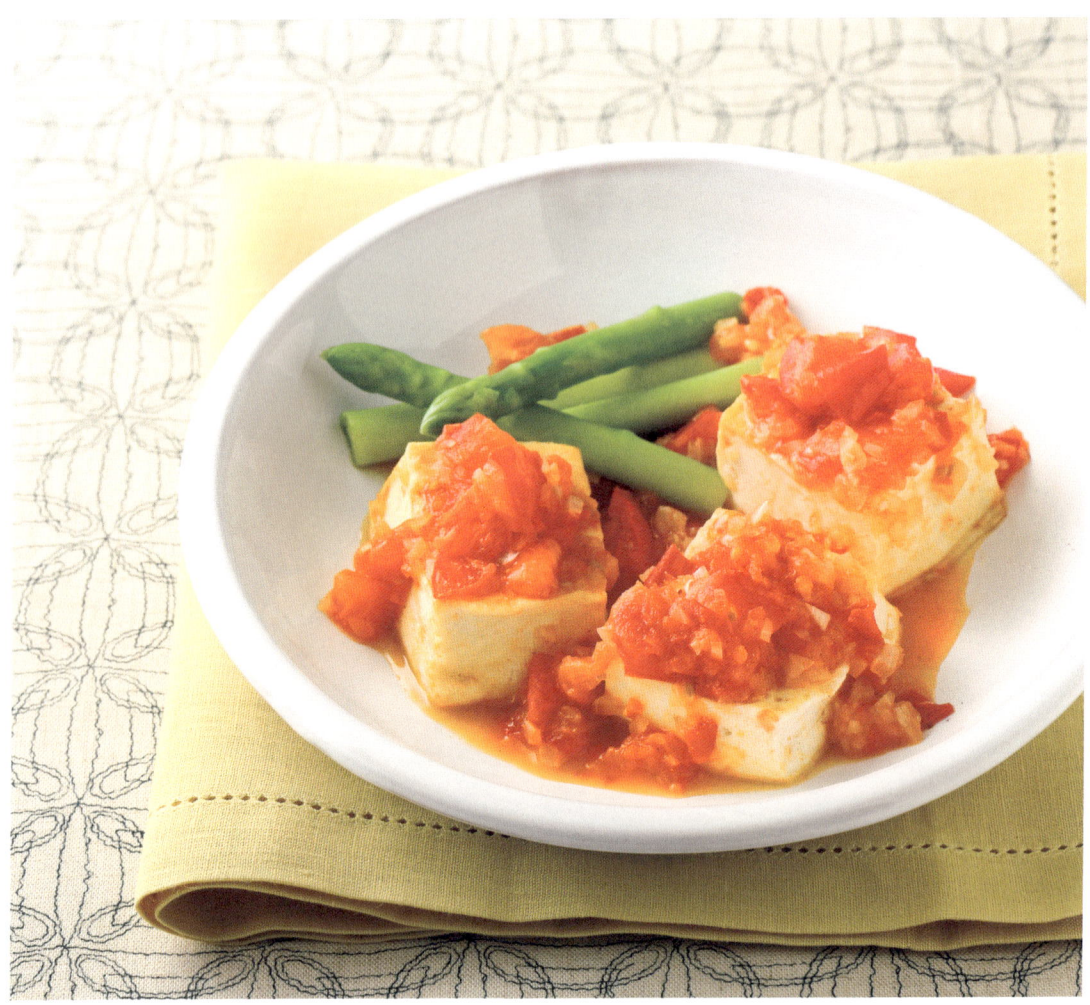

減塩テクニック　食感 + 酸味

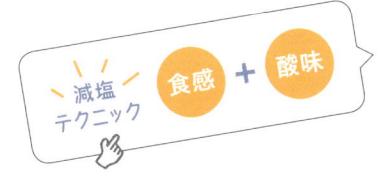

すりおろしたれんこんでもっちもちの食感に。
すだちの香りと酸味をプラスしたら
満足度の高いおかずになりました。

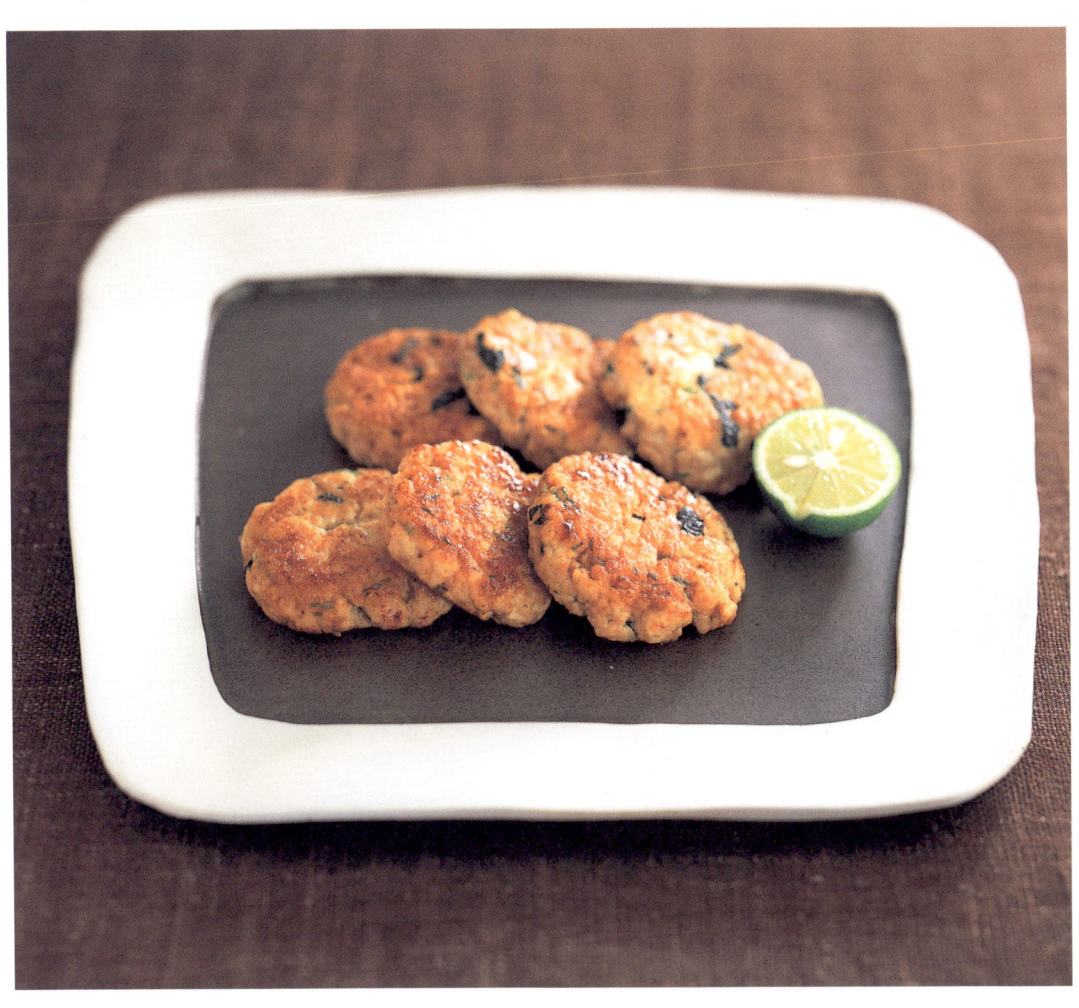

〔塩分 1.0g 以下〕　メインおかず

もちもち豆腐の落とし焼き

1人分 147 kcal　塩分 0.7g　カリウム 366mg

材料・2人分

- 木綿豆腐……2/3丁（200g）
- れんこん……50g
- みつば……15g
- 鶏ひき肉……40g
- A [しょうが汁……小さじ1/2
    塩……ミニスプーン1/4
    こしょう……少量]
- B [しょうゆ……小さじ1
    みりん……小さじ1/2]
- サラダ油・ごま油……各小さじ1/2
- すだち（半分に切る）……適量

作り方

1. 豆腐はキッチンペーパーに包んで重しをし、20分ほどおいて水きりをしてつぶす。れんこんはすりおろして水けをきる。みつばはさっとゆでてざるに上げ、細かく刻む。

2. ボウルにひき肉とAを入れて粘りが出るまで混ぜ、1の豆腐、れんこん、みつばを順に加えてそのつどよく混ぜる。6等分して円形に整える。

3. フライパンにサラダ油とごま油を熱し、2を並べ入れ、弱めの中火で両面をこんがりと焼く。火を止めてBを加え、余熱で汁けをとばしながらからめる。器に盛り、すだちを添える。

減塩テクニック 香り + 辛み

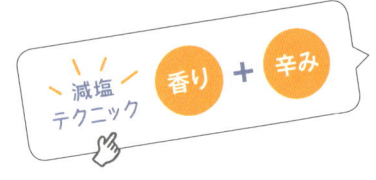

香りよいみつばを混ぜ込んだ卵焼きに
しょうがの辛みの効いたあんをたっぷりと。
とろみがあると、しっかり味がからみます。

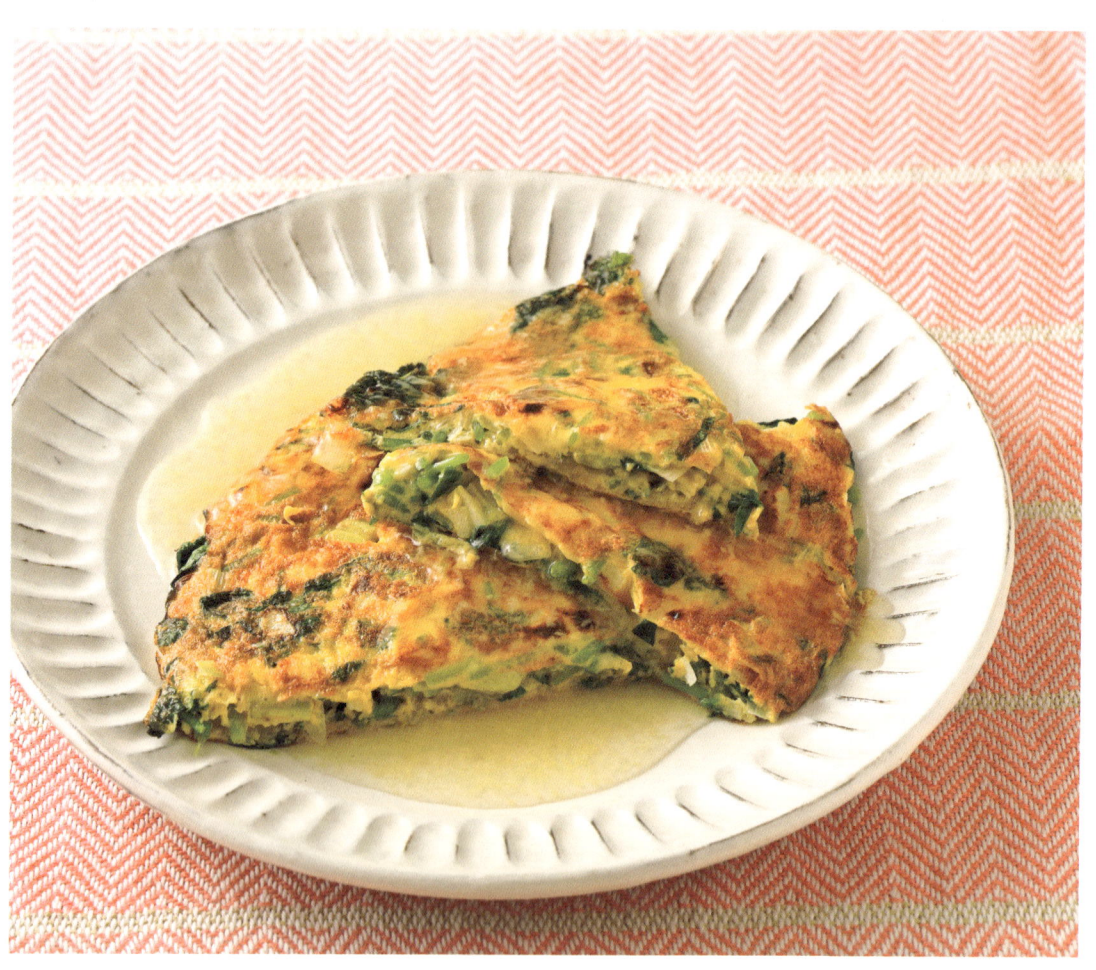

香味野菜のオムレツ しょうがあんかけ

1人分 208 kcal　塩分 0.6g　カリウム 350mg

材料・2人分

- 卵……3個
- みつば……40g
- 長ねぎ……1本（80g）
- だし汁……3/4カップ
- A ┌ しょうゆ……小さじ1/6
  └ 塩……ミニスプーン1/6
- 片栗粉……小さじ2
- おろししょうが……大さじ1
- こしょう……少量
- サラダ油……大さじ1

作り方

1. みつばは1cm幅に切る。長ねぎは4つ割りにしてから5mm幅に刻む。
2. 鍋にだし汁を煮立て、Aを加え、倍量の水で溶いた片栗粉でとろみをつける。おろししょうがを加える。
3. 卵は溶きほぐし、こしょう、1を加えて混ぜる。
4. フライパンにサラダ油を中火で熱し、3を流し入れ、両面をこんがりと焼く。食べやすく切って器に盛り、あつあつの2をかける。

ゆで卵とじゃがいも、ブロッコリーのグラタン

1人分 363 kcal　塩分 1.0g　カリウム 1036mg

材料・2人分

- ゆで卵……2個
- じゃがいも……2個(280g)
- ブロッコリー……60g
- ソース
  - 玉ねぎ(みじん切り)……40g
  - バター……大さじ1/2(6g)
  - 小麦粉……大さじ1
  - 牛乳……1と1/2カップ
  - 塩……ミニスプーン3/4
  - こしょう……少量
- ハム(薄切り)……1枚(8g)
- 粉チーズ……小さじ1

作り方

1. ソースを作る。鍋にバターを熱し、玉ねぎをしんなりするまで炒める。小麦粉を加えて炒め合わせ、牛乳を少しずつ加えてなめらかになるまで混ぜ、塩、こしょうを加える。ときどき混ぜながら、沸騰してとろみが出るまで弱火で加熱する。
2. じゃがいもはよく洗って皮つきのままラップに包み、電子レンジで3分30秒〜4分加熱し、皮をむいてくし形に切る。ゆで卵もくし形に切る。ブロッコリーは小房に分けてゆで、ハムは小さめの角切りにする。
3. じゃがいもに1の半量を混ぜて耐熱の器に盛り、ゆで卵とブロッコリーをのせる。残りの1をかけてハムとチーズを散らし、オーブントースター(または200℃に熱したオーブン)で8〜9分、焼き色がつくまで焼く。

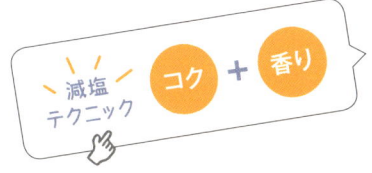

減塩テクニック コク + 香り

ハムとチーズの塩分を上手に生かして。
牛乳のおかげでコクが出て、満足度もアップ。
こんがりと香ばしく焼いていただきます。

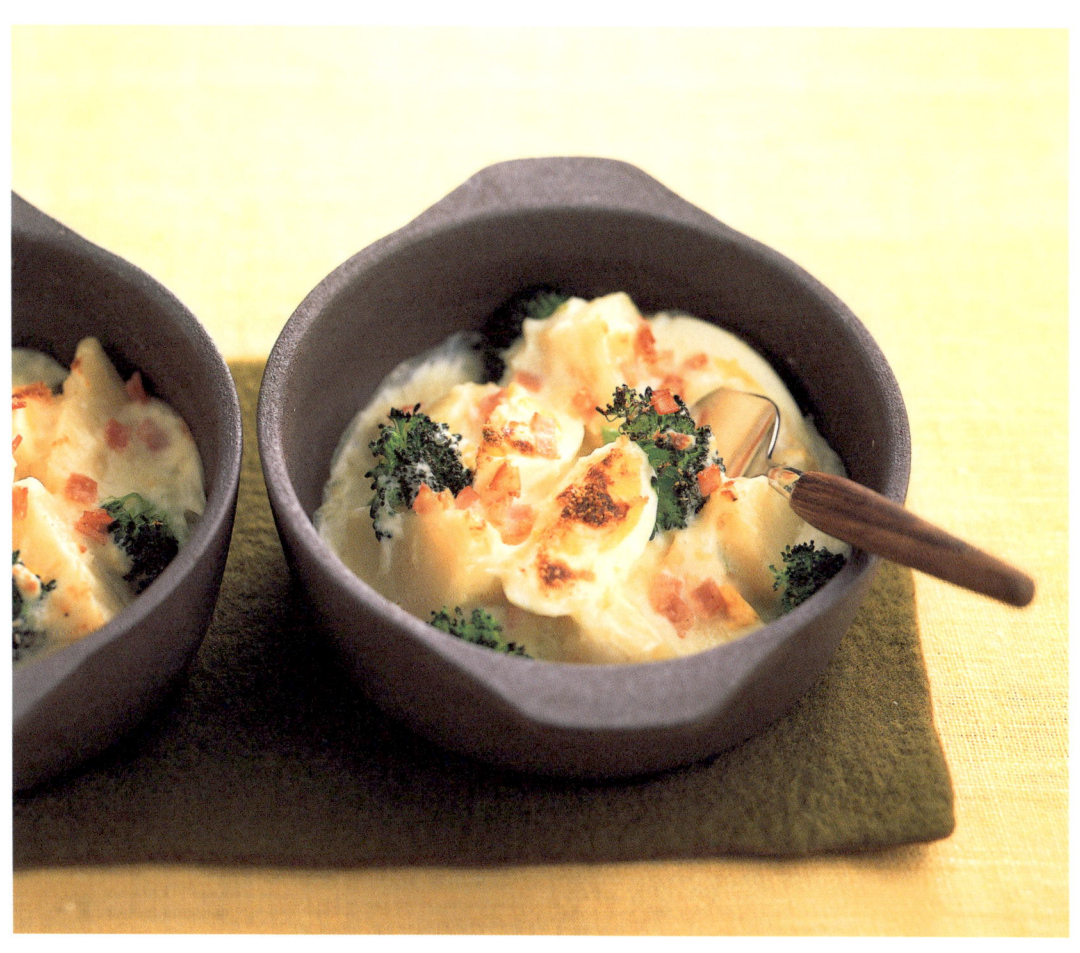

〔塩分1.0g以下〕メインおかず

{ 塩分 **0.5g** 以下 }

サブおかず

カリウム豊富な野菜やいも類が主役。
シャキッとした食感を生かし、
香りのアクセントを効かせて仕上げます。

さつまいもときゅうりのりんご酢あえ

1人分 80 kcal　塩分 0.5g　カリウム 306mg

材料・2人分
- さつまいも……80g
- きゅうり……小1本
- りんご（皮と芯を除く）……40g
- A
  - だし汁・酢……各大さじ1
  - 砂糖……小さじ1
  - 塩……ミニスプーン3/4
- 片栗粉…小さじ1/2

作り方
1. さつまいもは皮つきのままラップに包んで電子レンジで1分20秒加熱し、食べやすい大きさに切る。きゅうりは太さの半分まで斜めに細かい切り込みを入れ、半回転させて同様に切り込みを入れて蛇腹に切り、ひと口大に割る。
2. 小鍋にAを煮立て、水小さじ2で溶いた片栗粉でとろみをつけて、冷ます。
3. 2にすりおろしたりんごを加えて混ぜ、1を加えてさっくりとあえる。

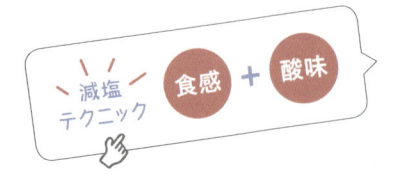

減塩テクニック 食感 + 酸味

シャキッ、ほくっとした食感も楽しんで。
甘ずっぱいりんごも調味料がわりに。
とろみをつけると味を感じやすくなります。

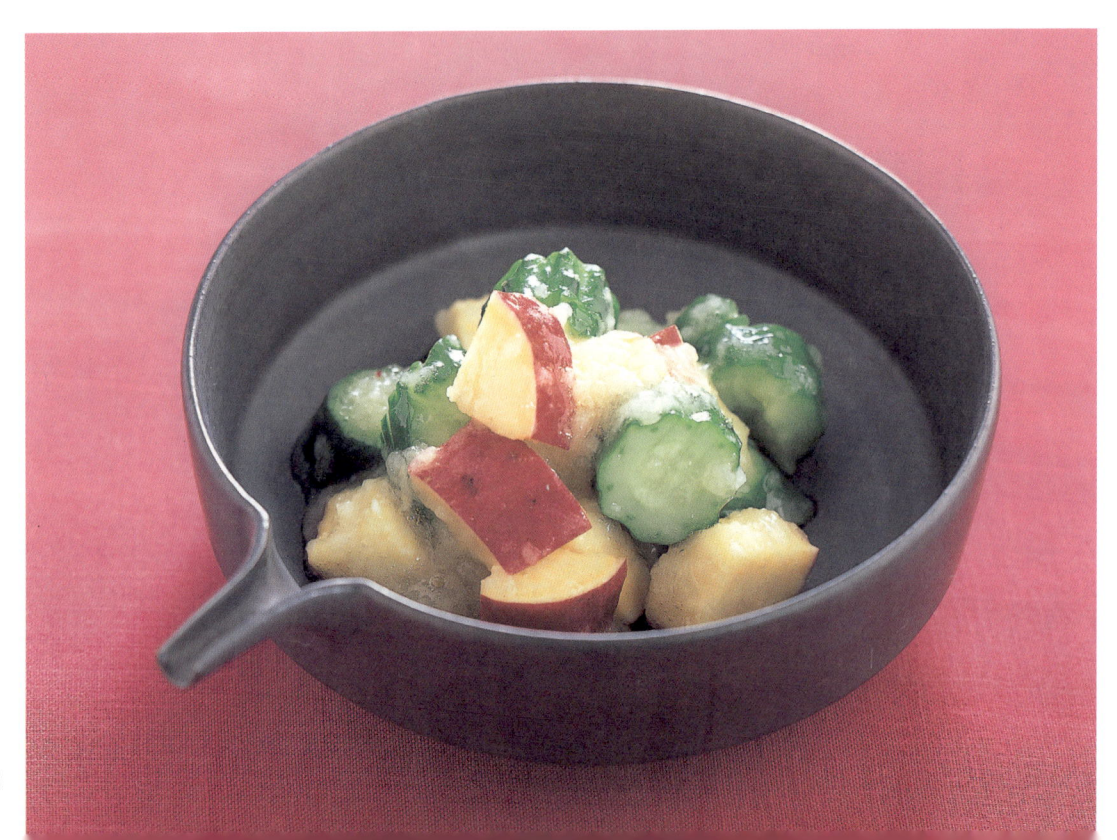

減塩テクニック　辛み ＋ 香り

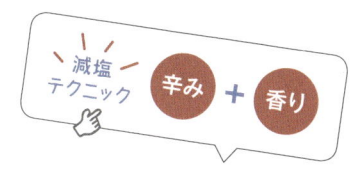

にんにく、しょうがや桜えびがふわりと香って食欲アップ。唐辛子も効いています。

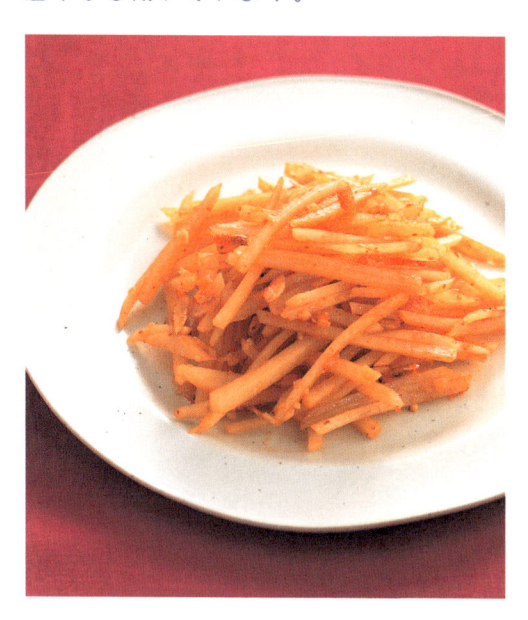

じゃがいもと桜えびのチリソース炒め

1人分 117 kcal　塩分 0.4g　カリウム 465mg

材料・2人分
じゃがいも……小2個（200g）
A にんにく（薄切り）……2枚
　しょうが（薄切り）……1枚
　長ねぎ……2cm
　赤唐辛子（種を除く）……1/2本
B 桜えび（粗く刻む）……2g
　トマトケチャップ……小さじ2
　酢……小さじ1
　しょうゆ……小さじ1/2
ごま油……大さじ1/2

作り方
1　じゃがいもはせん切りにして水にさらし、水けをきる。Aはすべてみじん切りにする。
2　フライパンにごま油を熱し、じゃがいもを透き通るまで炒める。Aを加えて炒め、さらにBも加えて炒め合わせる。

小松菜のアーモンドみそあえ

1人分 64 kcal　塩分 0.4g　カリウム 469mg

材料・2人分
小松菜……160g
スライスアーモンド……15g
A みそ……小さじ1
　砂糖……小さじ1/3

作り方
1　小松菜はゆでて冷水にとり、水けを絞って3cm長さに切る。
2　フライパンにアーモンドを入れて弱火にかけ、きつね色になるまでからいりする。細かく刻んでAを加え、つぶすようによく混ぜる。
3　2に1を加えてあえる。

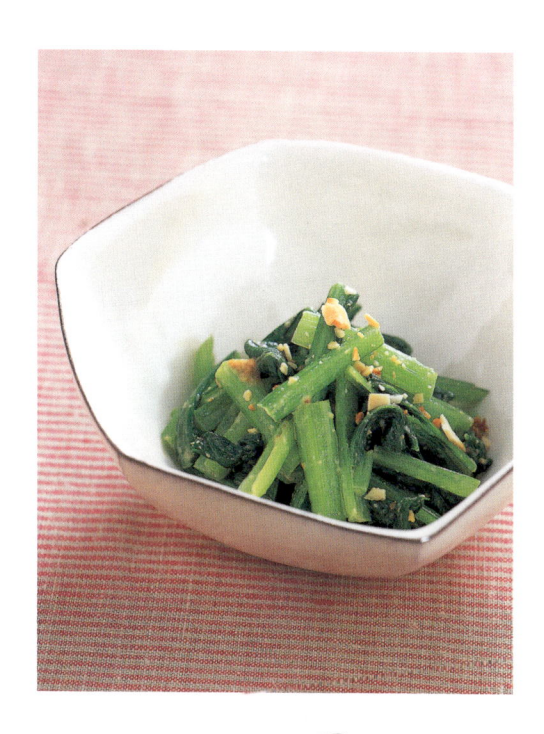

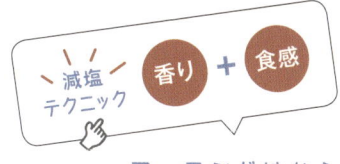

〔塩分 0.5g 以下〕サブおかず

減塩テクニック　香り ＋ 食感

アーモンドはからいりして、カリッと香ばしく。コクも加わって美味。

減塩テクニック　香り ＋ コク

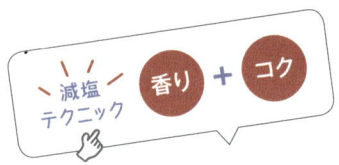

レモンの香りでさっぱりと。
仕上げのバターで
ほどよいコクが加わります。

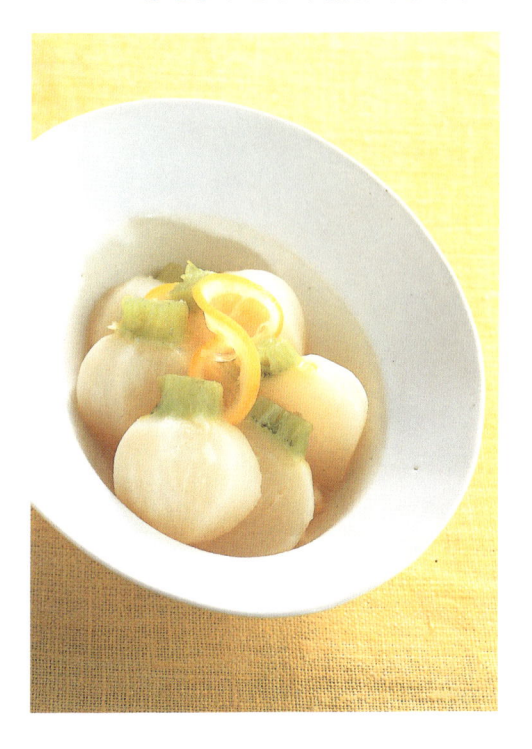

かぶのレモン風味煮

1人分　34 kcal　塩分 0.4g　カリウム 201mg

材料・2人分

かぶ……小3個（150g）
A ┌ 水……1/2カップ
　│ 砂糖……大さじ1/2
　│ 固形スープの素……1/8個
　│ 塩……ミニスプーン1/2
　└ レモン（輪切り）……2枚
バター……小さじ1/4

作り方

1　かぶは葉を1cmほど残して落とし、皮をむいて縦半分に切る。
2　鍋に1とAを入れ、ふたをして火にかけ、煮立ったら弱火にしてやわらかくなるまで煮る。バターを加えて溶かす。

焼きねぎの
オリーブオイルがけ

1人分　39 kcal　塩分 0.3g　カリウム 135mg

材料・2人分

長ねぎ……1と1/2本（150g）
エキストラバージンオリーブオイル……小さじ1
塩……ミニスプーン1/2

作り方

1　長ねぎはグリルで焼き色がつくまで焼く。
2　2cm長さに切って器に盛り、オリーブオイルと塩をふる。

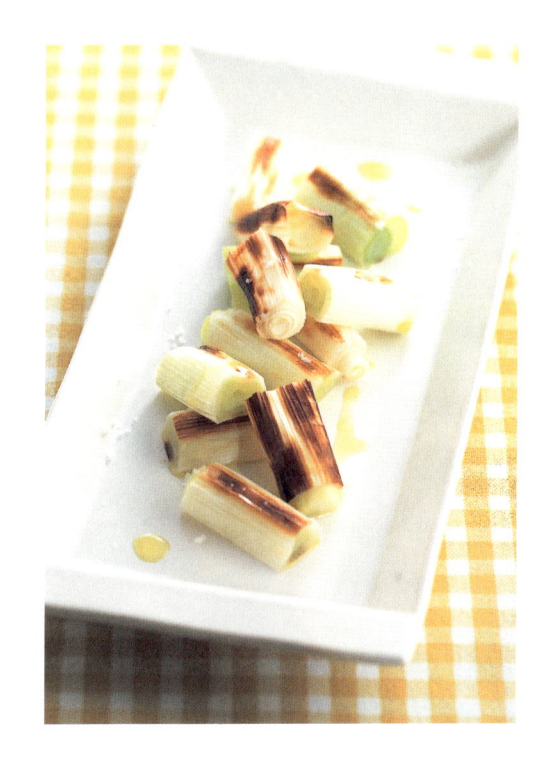

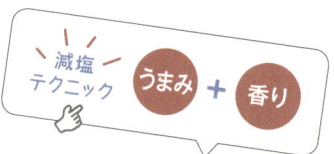

減塩テクニック　うまみ ＋ 香り

長ねぎは香ばしく焼くと、
うまみ、甘みがぐっと増します。
オリーブオイルの香りをちらり。

にんじんとしょうがの カレー酢あえ

1人分 27 kcal　塩分 0.3g　カリウム 143mg

【塩分 0.5g 以下】　サブおかず

材料・2人分

にんじん……100g
しょうが……1/2かけ
A ┌ 酢……大さじ1
　├ 砂糖……小さじ1
　├ 塩……ミニスプーン1/2
　└ カレー粉……ミニスプーン1/5

作り方

1 にんじんはせん切り、しょうがはごく細いせん切りにする。
2 ボウルにAを合わせ、1を加えてあえ、10分ほどおいて味をなじませる。

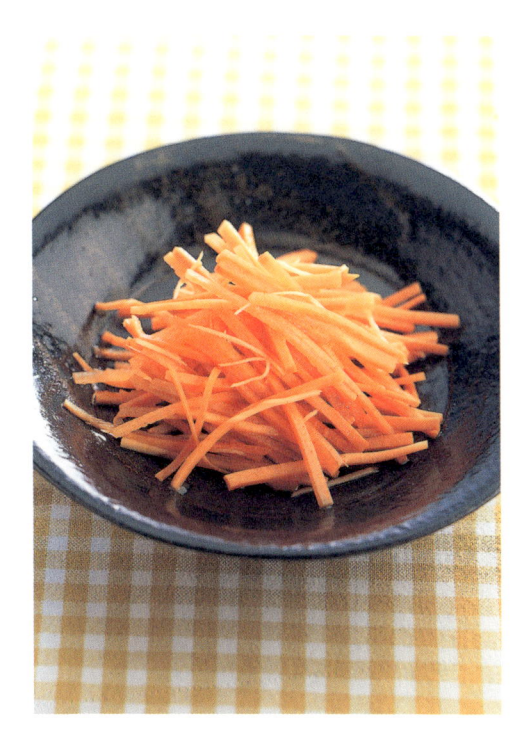

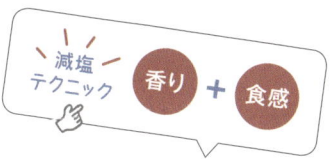

減塩テクニック　香り + 食感

にんじんは生のままで食感よく。
カレー粉としょうがの香り、
ほどよい酸味で箸がすすみます。

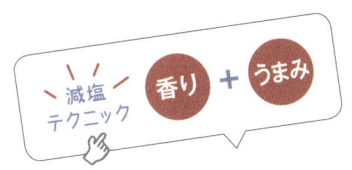

減塩テクニック　香り + うまみ

春菊とのりで香り豊かに。
削り節が加わることで、
うまみがぐっとアップします。

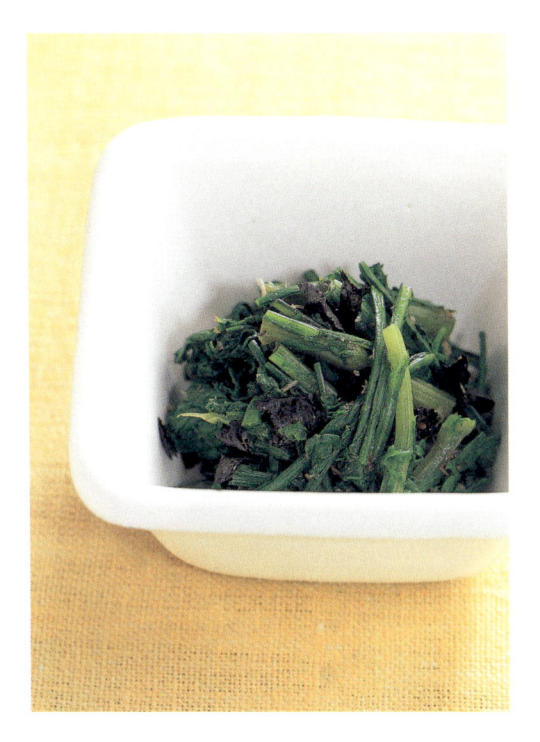

春菊の のりおかかあえ

1人分 21 kcal　塩分 0.4g　カリウム 389mg

材料・2人分

春菊……160g
焼きのり……全形1/4枚
A ┌ 削り節……1g
　└ しょうゆ……小さじ2/3

作り方

1 春菊はかためにゆでて水にとり、水けを絞って3cm長さに切る。
2 ボウルにもんで細かくしたのりとAを入れて混ぜ、1を加えてあえる。

ドライトマトとピーマン、セロリのにんにく炒め

1人分 63 kcal　塩分 0.5g　カリウム 572mg

材料・2人分
- ドライトマト……2枚
- ピーマン……2個 (60g)
- セロリ……1本 (160g)
- にんにく (粗みじん切り)……1/2片分
- オリーブオイル……大さじ1/2
- 塩……ミニスプーン3/4
- こしょう……少量

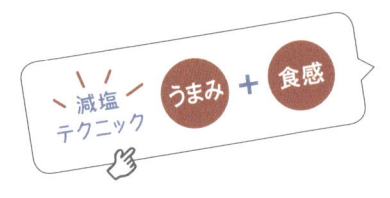

作り方
1. ドライトマトはぬるま湯につけてもどし、水けをふいて細切りにする。
2. ピーマンは種とヘタを除いて細めの乱切りに、セロリは筋をとって斜め薄切りにする。
3. フライパンににんにくとオリーブオイルを弱火で熱し、香りが立ったら強火にして1、2を炒める。塩、こしょうで味をととのえる。

減塩テクニック　うまみ ＋ 食感

うまみが凝縮した
ドライトマトを調味料がわりに。
さっと炒め、食感を残して仕上げます。

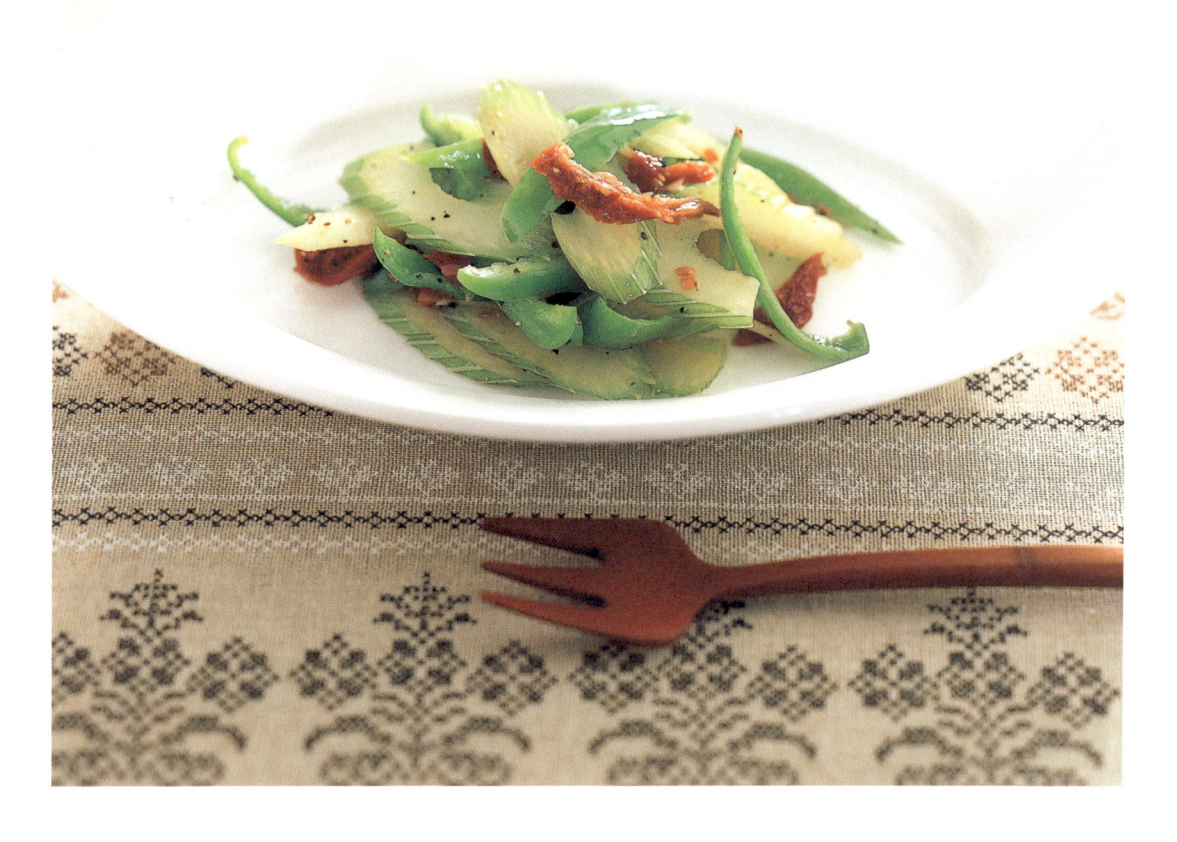

カリフラワーの甘酢漬け

1人分 38 kcal　塩分 0.3g　カリウム 336mg

材料・2人分

カリフラワー……160g
A ┌ 酢……大さじ2
　 │ 砂糖……小さじ2
　 │ 塩……ミニスプーン1/2
　 │ 赤唐辛子(種を除いて小口切り)……1/4本分
　 └ ゆず(半月切り)……2枚

作り方

1. Aは混ぜ合わせておく。
2. カリフラワーは小房に分けてかためにゆでる。湯をきって熱いうちに1に加えて混ぜ、1時間以上おいて味をなじませる。

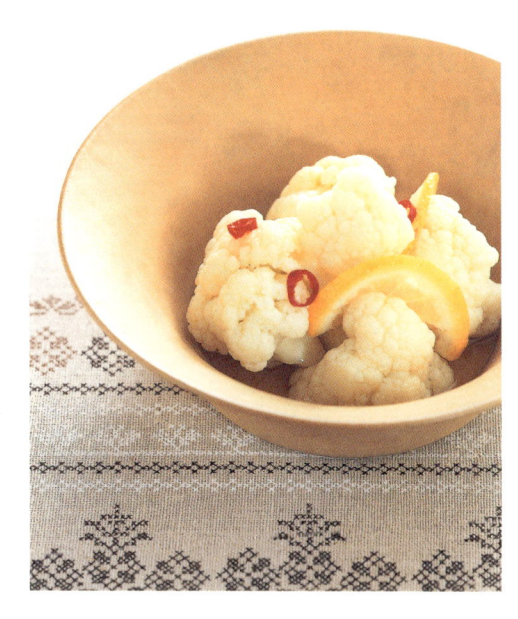

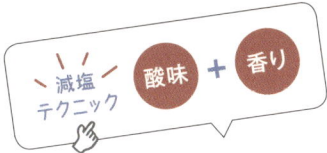

> 減塩テクニック　酸味 + 香り
>
> 和風ピクルス風の甘酢漬け。
> 酢の酸味、唐辛子の辛み、
> ゆずの香りを効かせます。

{塩分 0.5g 以下} サブおかず

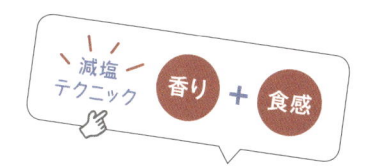

> 減塩テクニック　香り + 食感
>
> 香ばしいしいたけに、
> 山椒のさわやかな香り。
> ドレッシングは食べる直前にかけて。

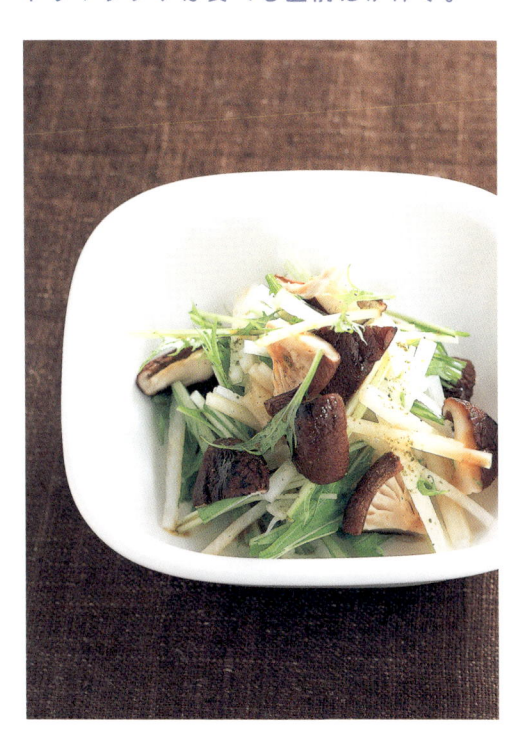

大根と焼きしいたけの山椒ドレッシング

1人分 41 kcal　塩分 0.5g　カリウム 308mg

材料・2人分

大根……100g
しいたけ……4枚(60g)
水菜……40g
A ┌ 酢……大さじ1/2
　 │ サラダ油・しょうゆ……各小さじ1
　 └ 粉山椒……少量

作り方

1. 大根はせん切りに、水菜は3cm長さに切る。しいたけは軸を除いてグリルでこんがりと焼き、4等分に切る。
2. 1を合わせて器に盛り、混ぜ合わせたAをかける。

{ 塩分 **1.0g** 以下 }

スープ・汁もの

塩分オーバーになりがちなスープや汁ものも具だくさんにしたり、酸味、香りを上手に利用すれば、安心していただけます。

焼き野菜の冷製みぞれ汁

1人分 31 kcal　塩分 0.4g　カリウム 463mg

材料・2人分
- オクラ……5本
- ズッキーニ……80g
- しいたけ……3枚（45g）
- 大根……150g
- だし汁……3/4カップ
- 塩……ミニスプーン1/2弱

作り方

1. 大根はすりおろし、自然に水けをきる。だし汁に塩を溶かし混ぜ、大根おろしを加えて冷やす。
2. オクラは全体に竹串を刺して穴をあける。しいたけは軸を落とし、ズッキーニは1cm幅の輪切りにする。それぞれグリルで12〜13分、こんがりと焼き、オクラとしいたけは食べやすく切る。
3. 2を器に盛り、1を注ぐ。

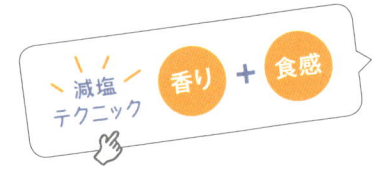

減塩テクニック　香り + 食感

焼き野菜の香ばしさが少ない塩分をカバー。大根おろしを加えたみぞれ汁にして、風味をアップ、食感にも変化をつけます。

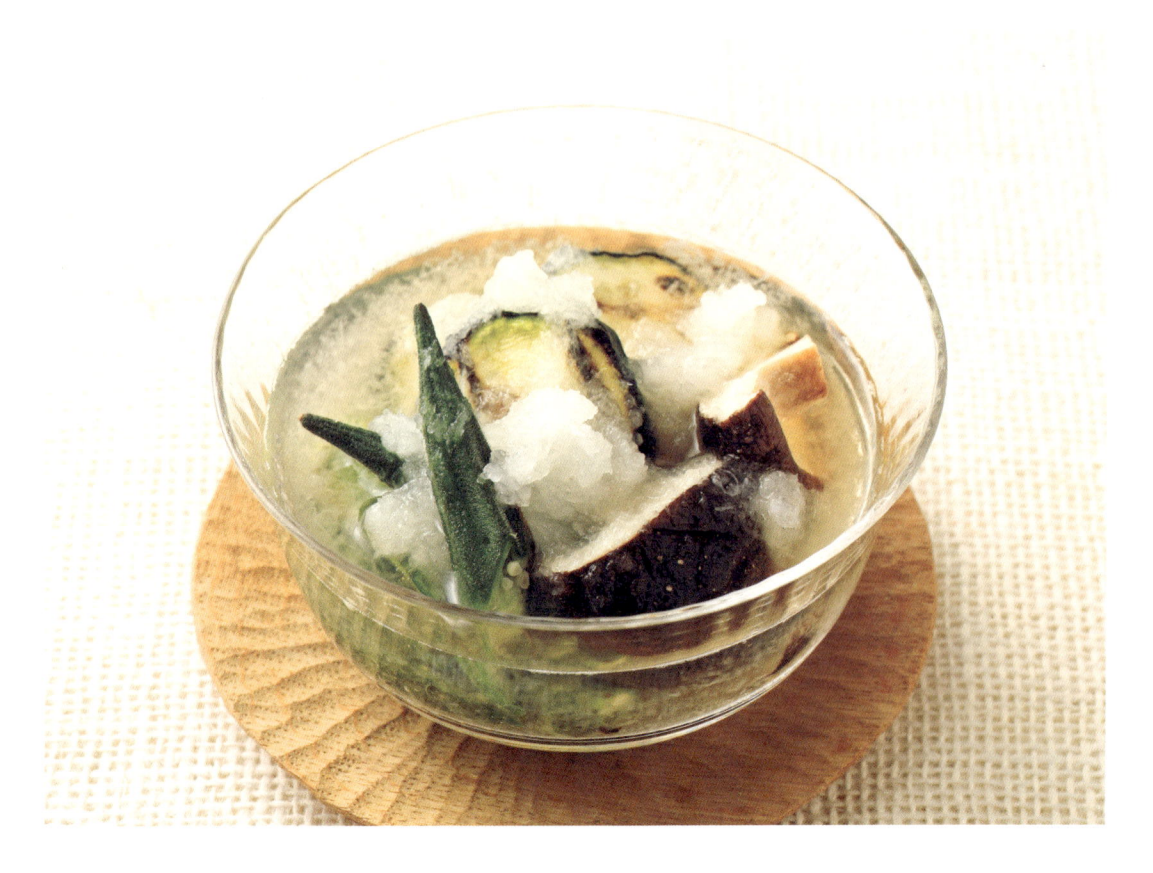

【減塩テクニック　うまみ ＋ 香り】

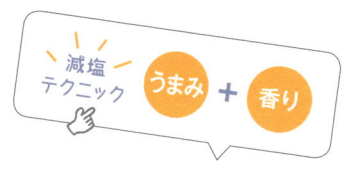

だし汁は昆布だしがおすすめ。
野菜のうまみがより引き出されます。
ハーブの香りもアクセントに。

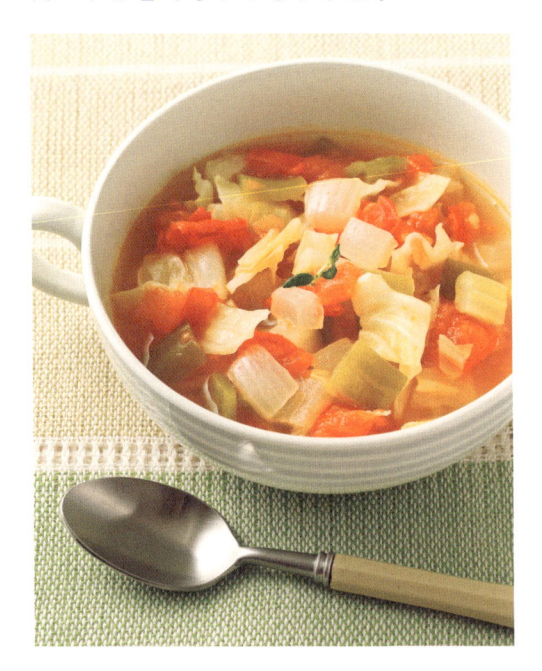

具だくさんトマトスープ

1人分　79 kcal　塩分 0.4g　カリウム 593mg

材料・2人分

トマト……小1個（150g）
キャベツ……2枚（100g）
玉ねぎ……1/4個
セロリ……40g
ピーマン……1個（20g）
にんにく（つぶす）……1/2片
だし汁（昆布だし）……1と1/4カップ
A ┌ しょうゆ……小さじ1/2
　└ こしょう・タイム（乾燥）……各少量
オリーブオイル……大さじ1/2

作り方

1　野菜はすべて1cm角に切る。
2　鍋にオリーブオイルとにんにくを中火で熱し、香りが立ったらトマト以外の1を加え、くったりとするまで炒める。トマトを加えてひと炒めし、だし汁を加える。
3　煮立ったらふたをし、弱火で20分ほど煮、Aを加える。器に盛り、あればタイム（分量外）を飾る。

豚ひき肉とにらの ピリ辛豆乳スープ

1人分　185 kcal　塩分 0.1g　カリウム 552mg

材料・2人分

豚ひき肉（赤身）……100g
にら……1/2束
豆乳（成分無調整）……1と1/4カップ
赤唐辛子（刻む）・こしょう……各少量
ごま油……大さじ1/2

作り方

1　にらは細かい小口切りにする。
2　鍋にごま油を熱し、ひき肉を炒める。カリッとしたら赤唐辛子、にらを加えて炒め、にらの色が鮮やかになったら豆乳を加える。
3　沸騰直前で火を止め、こしょうをふる。

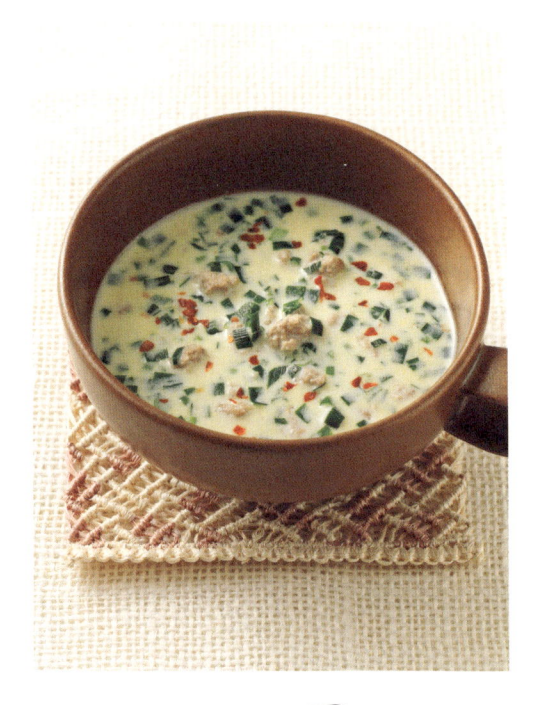

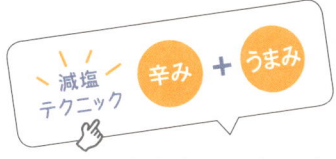

【減塩テクニック　辛み ＋ うまみ】

赤唐辛子の軽い辛みと
ひき肉、豆乳のうまみがポイント。
塩分を加えなくてもおいしい！

【塩分 1.0g 以下 ≫ スープ・汁もの】

具だくさんの香りみそ汁

1人分 50 kcal　塩分 0.9g　カリウム 462mg

材料・2人分

里いも……2個（70g）
ごぼう……40g
せり……20g
だし汁……1と3/4カップ
みそ……小さじ2

作り方

1 里いもは乱切りにして塩適量（分量外）をふってもみ、水洗いする。ごぼうはささがきにして水にさらし、水けをきる。せりは茎は小口切りに、葉は3cm長さに切る。
2 鍋に里いもとごぼう、だし汁を入れて火にかけ、やわらかくなるまで煮る。みそを溶き入れてひと煮し、せりの茎を加えて火を止める。器に盛り、せりの葉を添える。

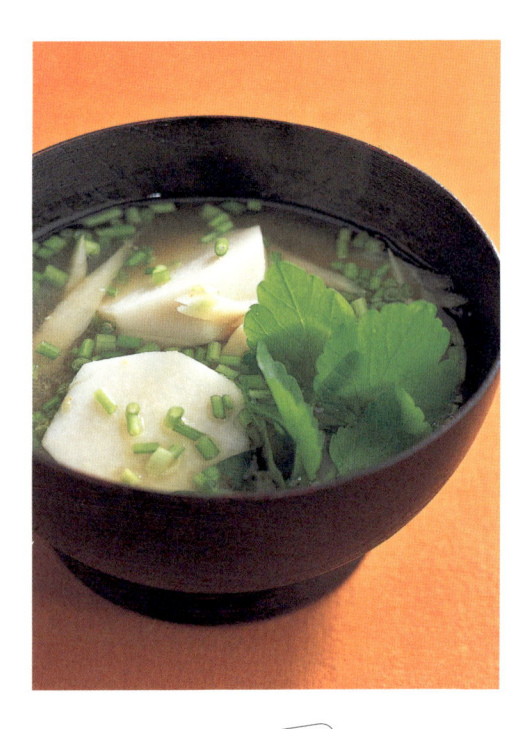

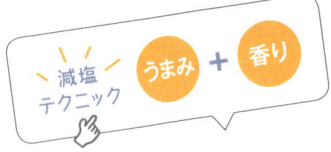

減塩テクニック　うまみ＋香り

カリウム豊富な里いもとごぼうで具だくさん、うまみもたっぷり！香り豊かなせりを添えて。

減塩テクニック　うまみ＋食感

昆布と干ししいたけで濃厚なだしをとって。もやしの食感も減塩の手助けに。

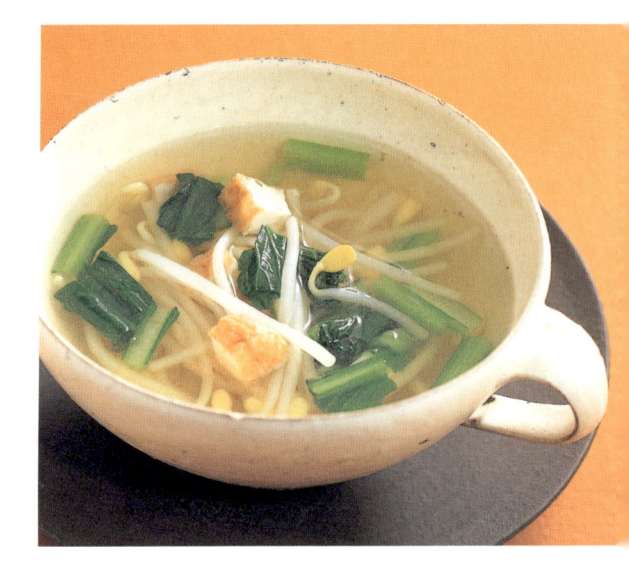

大豆もやしの精進スープ

1人分 46 kcal　塩分 0.9g　カリウム 245mg

材料・2人分

大豆もやし……80g
厚揚げ……30g
小松菜……30g
A ┌ 水……1と1/2カップ
　├ 昆布……5cm角1枚
　└ 干ししいたけ……1枚
酒……小さじ2
しょうゆ……小さじ1/2
塩……ミニスプーン1

作り方

1 鍋にAを入れて30分ほどおく。もやしはひげ根をとる。厚揚げは熱湯をまわしかけて油抜きをし、小さめの角切りにする。小松菜はさっとゆでて冷水にとり、水けを絞って2cm長さに切る。
2 1の鍋を弱火にかけ、沸騰直前に昆布を、沸騰したらしいたけを取り除く。
3 酒ともやし、厚揚げを加えてひと煮し、塩、しょうゆ、小松菜を加えてさっと煮る。

きのこのサンラータン

1人分 47 kcal　塩分 1.0g　カリウム 422mg

材料・2人分

しめじ・えのきたけ……各40g
長ねぎ……60g
白菜……1/2枚
セロリ（筋を除く）……20g
しょうが（薄切り）……1枚
赤唐辛子（種を除いて小口切り）……1/2本分
＊鶏手羽先のスープ……1と1/2カップ
酒……小さじ2
A ┌ しょうゆ・酢……各小さじ2
　└ こしょう……少量
片栗粉……大さじ1/2

作り方

1. しめじは石づきを除いてほぐす。えのきは石づきを除いて半分に切る。長ねぎは適量を仕上げ用のせん切り（白髪ねぎ）にし、残りは細切りにする。白菜とセロリは細切りに、しょうがはせん切りにする。
2. 鍋にスープを煮立て、1と赤唐辛子、酒を加える。再び煮立ったら弱火にし、野菜がやわらかくなるまで煮る。
3. Aで味をととのえ、倍量の水で溶いた片栗粉でとろみをつける。器に盛り、白髪ねぎをのせる。

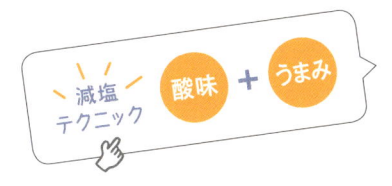

減塩テクニック　酸味＋うまみ

鶏のだしが溶け出たスープに
きのこのうまみをプラス。
すっぱ辛い味つけで満足度もアップ。

＊鶏手羽先のスープのとり方

鶏手羽先2本をさっとゆで、水2と1/2カップとともに鍋に入れて煮立てる。しょうがの薄切り2枚、長ねぎの青い部分3cmを加えて弱火で30分煮て、こす。肉はほぐして酢のものやサラダなどに。

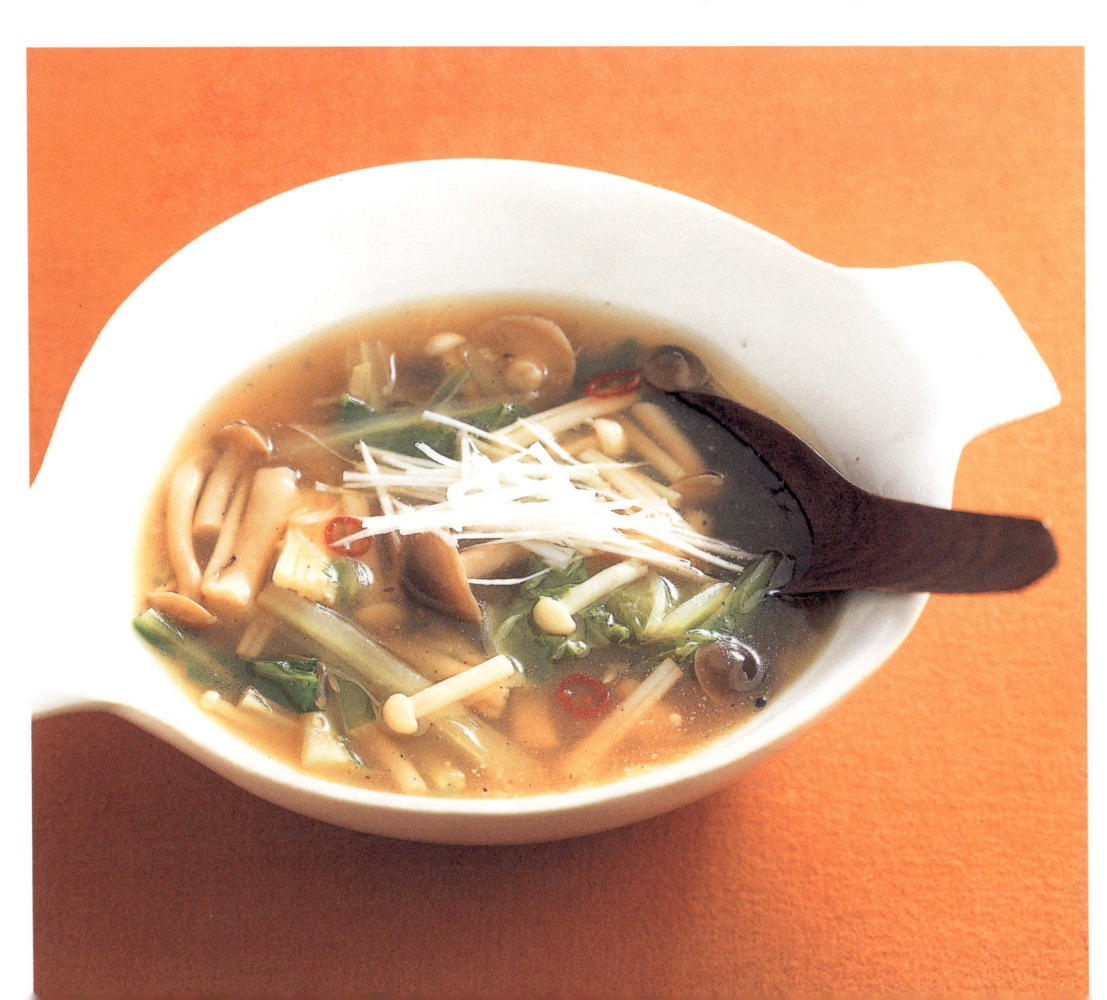

〔塩分1.0g以下〕　スープ・汁もの

{塩分 0g} お助けおかず

塩けをまったく加えなくても、
しっかりおいしいおかずをご紹介。
あと一品ほしい…というときにおすすめです。

中華風ピクルス

1人分 40 kcal ／ 塩分 0g ／ カリウム 298mg

材料・2人分
- パプリカ（赤）……1/2個（75g）
- セロリ……40g
- 大根……80g
- A ┌ 酢……1/2カップ
　　│ 水……1/4カップ
　　│ 昆布……3cm角1枚
　　│ しょうが（薄切り）……3枚
　　│ にんにく（薄切り）……3枚
　　│ 赤唐辛子（半分にちぎる）……1本分
　　└ 花椒……小さじ1/2

作り方
1. 野菜はすべて4cm長さ、1cm太さの棒状に切る。
2. Aを合わせ、1を漬け込んでひと晩おく。

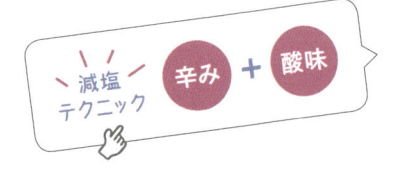

減塩テクニック　辛み + 酸味

しょうがやにんにく、昆布の風味と
花椒の辛み、香りを効かせたピクルス液なら
余分な塩や砂糖を使わなくても、満足の味わいに。

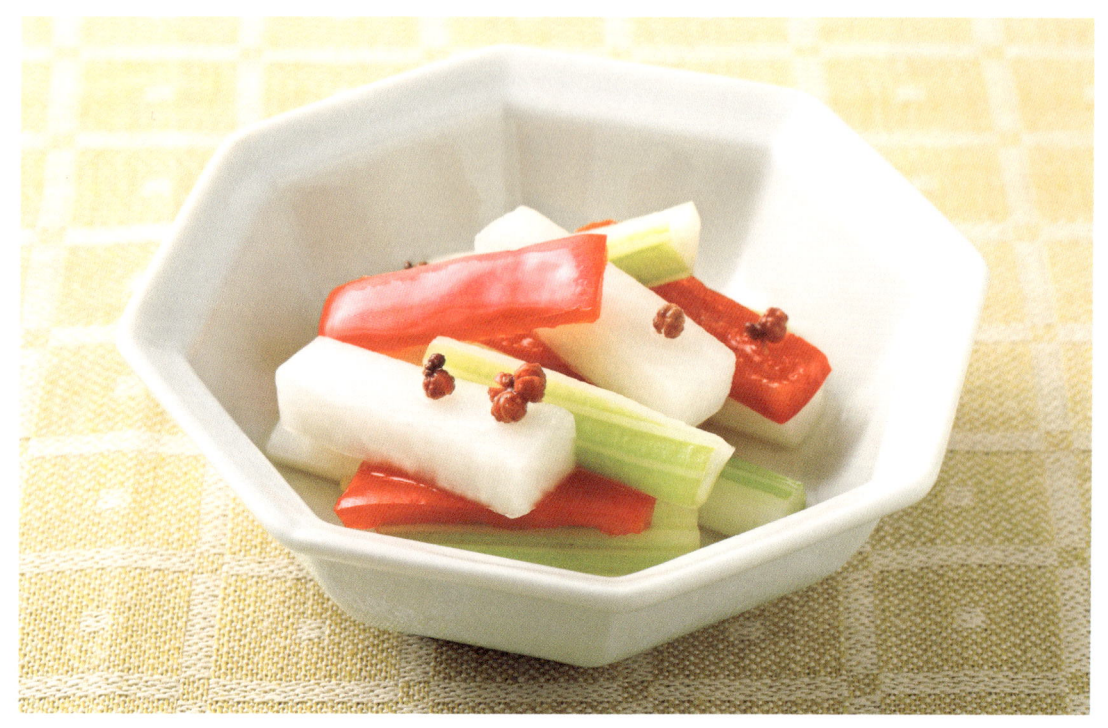

減塩テクニック　うまみ ＋ 辛み

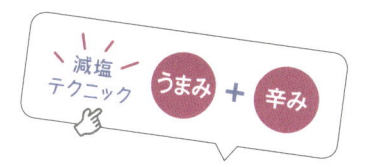

スパイスで香りと辛みのアクセント。
汁けをしっかり煮つめて、
トマトのうまみを凝縮します。

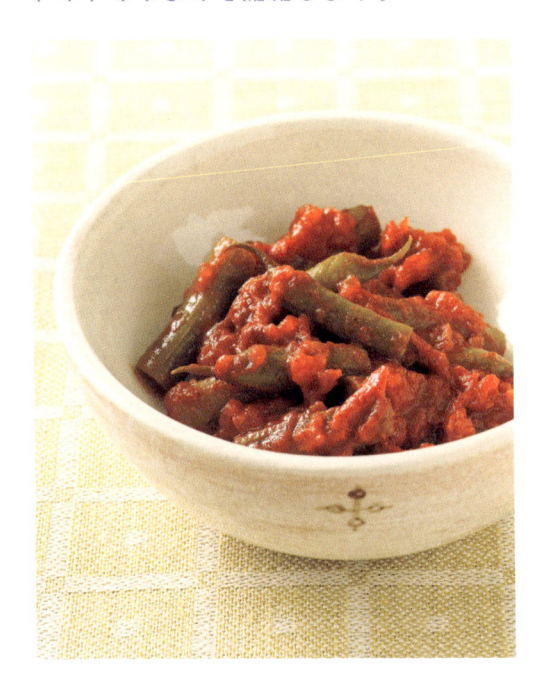

いんげんのトマト煮

1人分　75 kcal　塩分 0g　カリウム 451mg

材料・2人分

さやいんげん……100g
玉ねぎ……1/4個
トマト……1/2個（100g）
にんにく（みじん切り）……1/2片分
A ┌ トマトジュース（無塩）……1/2カップ
　├ チリパウダー……小さじ1/2
　└ チリペッパー・こしょう……各少量
オリーブオイル……大さじ1/2

作り方

1　いんげんは3cm長さに切り、ゆでる。玉ねぎはみじん切りに、トマトは1cm角に切る。
2　鍋にオリーブオイルを中火で熱し、にんにく、玉ねぎをしんなりするまで炒める。いんげん、トマトを順に加えてさらに炒め、トマトがくずれたらAを加える。
3　煮立ったら弱火にし、ときどき混ぜながら、汁けがほとんどなくなるまで煮る。

ごぼうのこしょう炒め

1人分　64 kcal　塩分 0g　カリウム 176mg

材料・2人分

ごぼう……100g
にんにく（つぶす）……1/2片
ごま油……大さじ1/2
粗びき黒こしょう……少量

作り方

1　ごぼうは鍋に入る長さに切り、やわらかくなるまで20分ほどゆでる。水けをきり、めん棒などでたたいて割れ目を入れ、3cm長さ、7〜8mm幅の棒状に切る。
2　フライパンにごま油とにんにくを中火で熱し、1を炒める。こんがりしたら黒こしょうをふる。

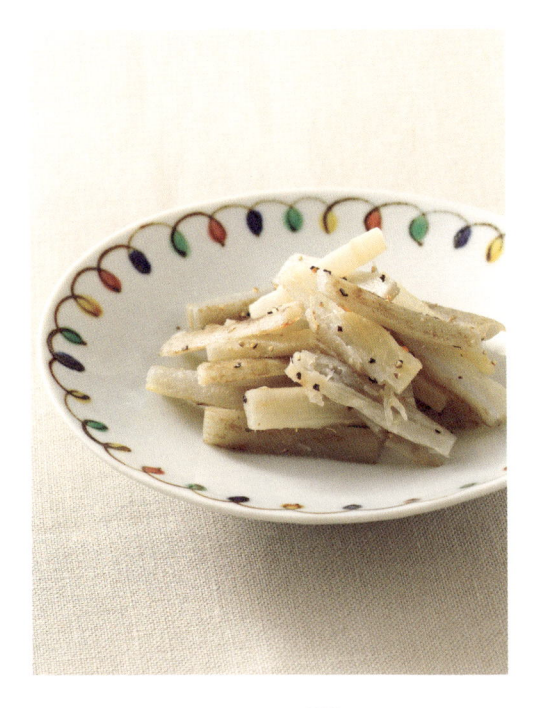

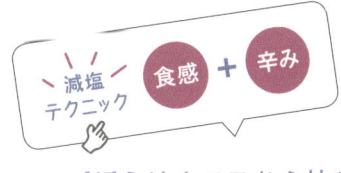

【塩分0g】お助けおかず

減塩テクニック　食感 ＋ 辛み

ごぼうはゆでてから炒めます。
やわらかく食べやすくすることで、
塩分がなくてもおいしくいただけます。

減塩テクニック とろみ + 香り

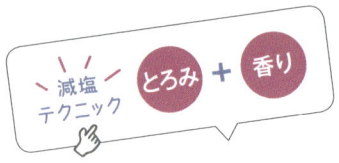

なめことオクラのとろみで
しっかり味がまわります。
カレー粉はからいりして香りを立たせて。

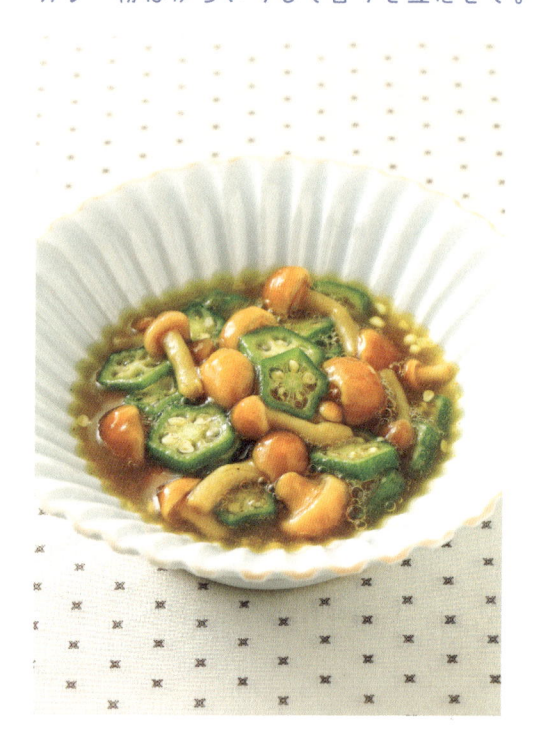

オクラとなめこの
カレー風味煮びたし

1人分 19 kcal　塩分 0g　カリウム 174mg

材料・2人分

オクラ……5本
なめこ……1/2袋（50g）
カレー粉……小さじ1
A ┌ だし汁……1/4カップ
　 │ 水……1/2カップ
　 └ みりん……小さじ1

作り方

1 オクラはゆでて冷水にとり、水けをきって薄い小口切りにする。なめこはさっと水洗いする。
2 鍋にカレー粉を入れて弱火でからいりし、香りが立ったらAを加えて中火で煮立て、なめこ、オクラの順に加えてひと煮する。

ピーマンと
しめじのナムル

1人分 24 kcal　塩分 0g　カリウム 212mg

材料・2人分

ピーマン……3個（60g）
しめじ……80g
A ┌ ごま油……小さじ1/2
　 └ 一味唐辛子・こしょう……各少量

作り方

1 ピーマンは7～8mm幅の細切りにし、ゆでて水けをきる。
2 しめじは石づきを除き、ほぐしてアルミホイルで包み、グリルで7～8分焼く。
3 ボウルに1と2を汁ごと入れ、Aを加えてあえる。

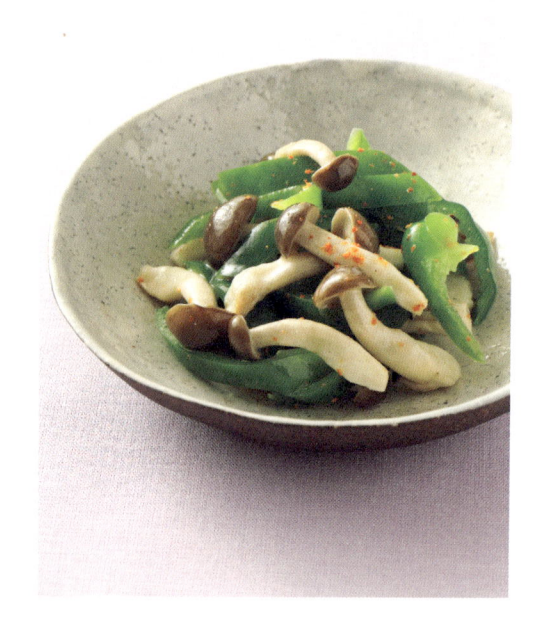

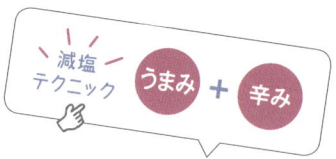

減塩テクニック うまみ + 辛み

きのこはゆでずに蒸し焼きにして
うまみを凝縮。蒸し汁も使います。
一味唐辛子を効かせていただきます。

減塩テクニック　うまみ ＋ コク

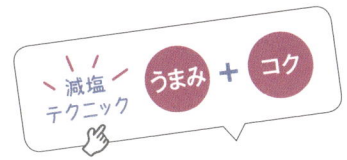

甘いかぼちゃにだしのうまみと
練りごまのコクをからめます。
黒ごまは食感のアクセントにも。

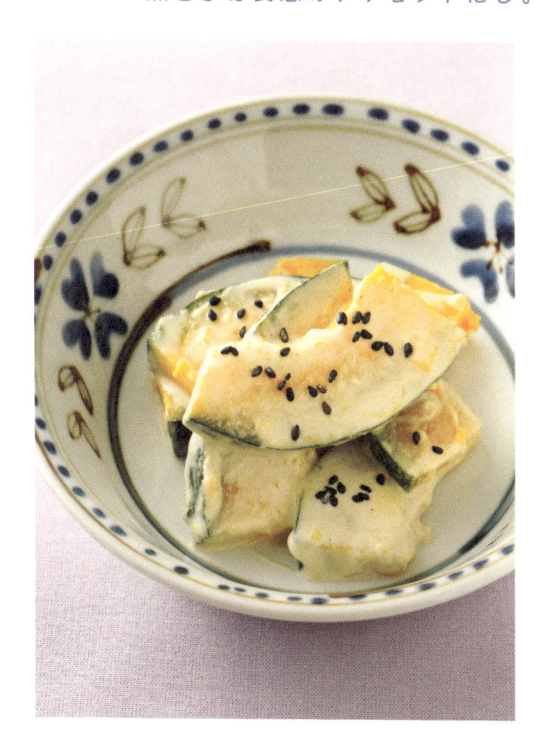

かぼちゃのごま煮

1人分 122 kcal　塩分 0g　カリウム 385mg

材料・2人分

かぼちゃ……150g
A ┌ だし汁……1/4カップ
　 └ 水……1/2カップ
白練りごま……大さじ1
黒いりごま……少量

作り方

1 かぼちゃは5〜6mm厚さのひと口大に切る。
2 鍋に1、Aを入れ、ふたをして中火にかける。煮立ったら弱火にし、7〜8分煮る。
3 練りごまを加えてからめ、器に盛り、黒ごまをふる。

ひじきとにんじんの さっぱり炒め

1人分 50 kcal　塩分 0g　カリウム 288mg

材料・2人分

ひじき（乾燥）……10g
にんじん……50g
砂糖……小さじ1/2
酢……大さじ2
オリーブオイル……大さじ1/2

作り方

1 ひじきは水につけてもどし、水洗いして水けをきる。にんじんはスライサーで細切りにする。
2 フライパンにオリーブオイルを中火で熱し、ひじきを炒める。水けがとんだらにんじんを加え、しんなりするまで炒める。
3 砂糖を加えてからめ、フライパンの端から酢をまわし入れ、ひと炒めする。

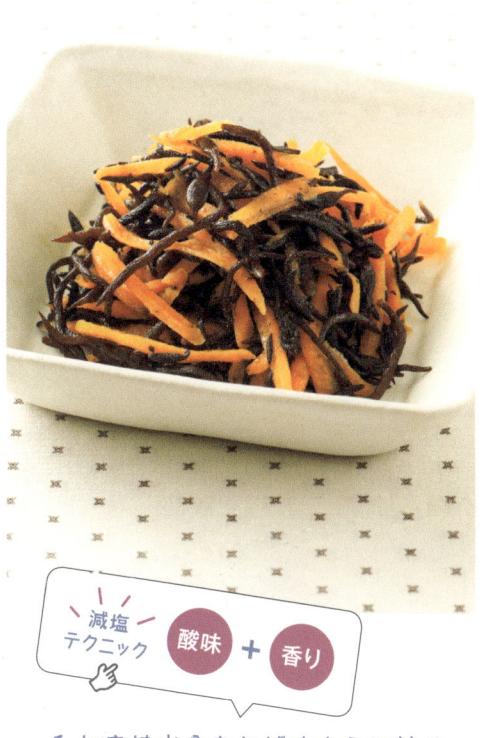

減塩テクニック　酸味 ＋ 香り

ひじきは水分をとばすように炒め
味をしっかりしみ込ませて。
香りよいオリーブオイルがおすすめ。

〔塩分0g〕お助けおかず

{ 塩分 **1.0g** 以下 }

ごはん・麺・パン

ひと皿で満足のごはんもの。
手早くできるから、お昼ごはんにも便利です。
塩分をほぼ含まないそばやパスタも大活躍。

里いもの玄米リゾット

1人分 399 kcal　塩分 0.1g　カリウム 845mg

材料・2人分
- 玄米ごはん（温かいもの）……300g
- 里いも……100g
- マッシュルーム……100g
- 万能ねぎ……1/2束（50g）
- にんにく（つぶす）……1/2片
- A ┌ ローリエ……1/2枚
　　└ タイム……少量
- 牛乳……3/4カップ
- こしょう……少量
- オリーブオイル……大さじ1

作り方
1. 里いもは1cm角に切り、水からやわらかくゆでて水けをきる。マッシュルームは半分に切る。万能ねぎは小口切りにする。
2. フライパンにオリーブオイルとにんにくを中火で熱し、香りが立ったら里いも、マッシュルームを炒める。こんがりしたらごはん、Aを加えてひと炒めする。
3. 全体になじんだら強火にし、牛乳を3回に分けて加え、そのつど汁けをとばすように煮る。火を止めて万能ねぎ、こしょうを加え混ぜる。

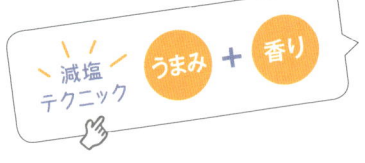

減塩テクニック うまみ ＋ 香り

マッシュルームを加えてうまみをプラス。
万能ねぎとハーブの香り、
牛乳に含まれる塩分を上手に利用します。

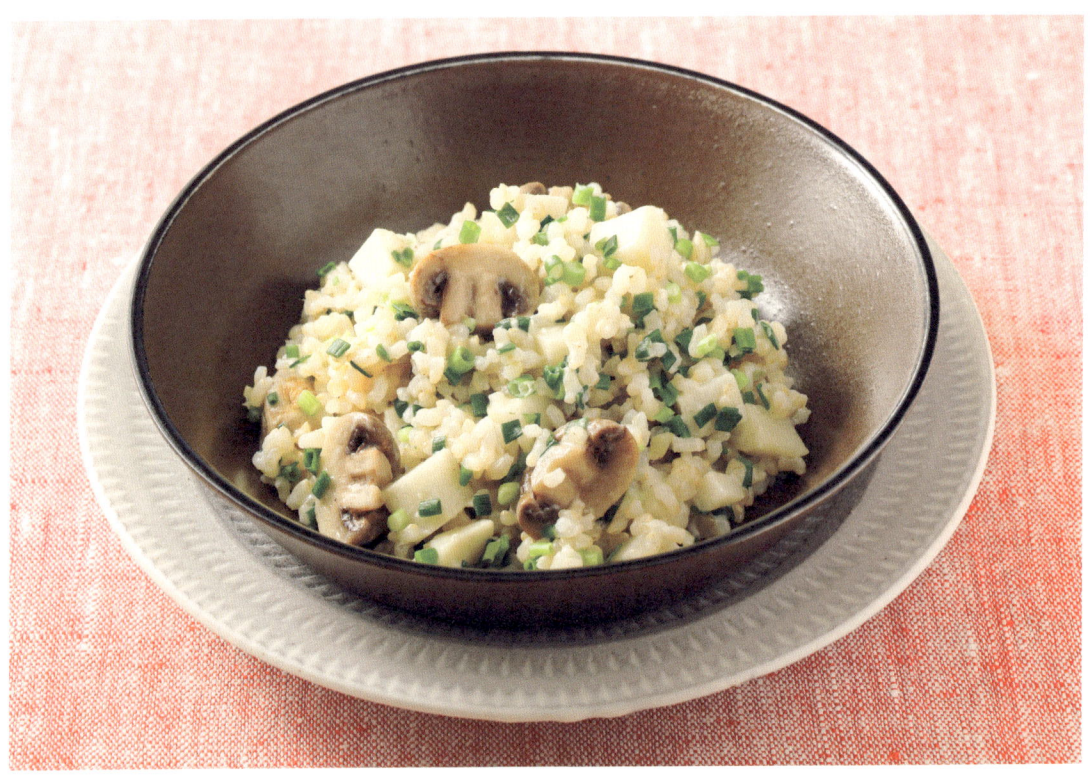

減塩テクニック **香り** + **食感**

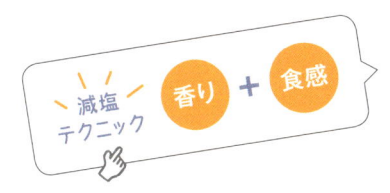

香りよいみつばやのりを混ぜ込みます。
玄米のプチプチ感も楽しんで。
牛肉にだけ味をつけ、塩けを際立たせます。

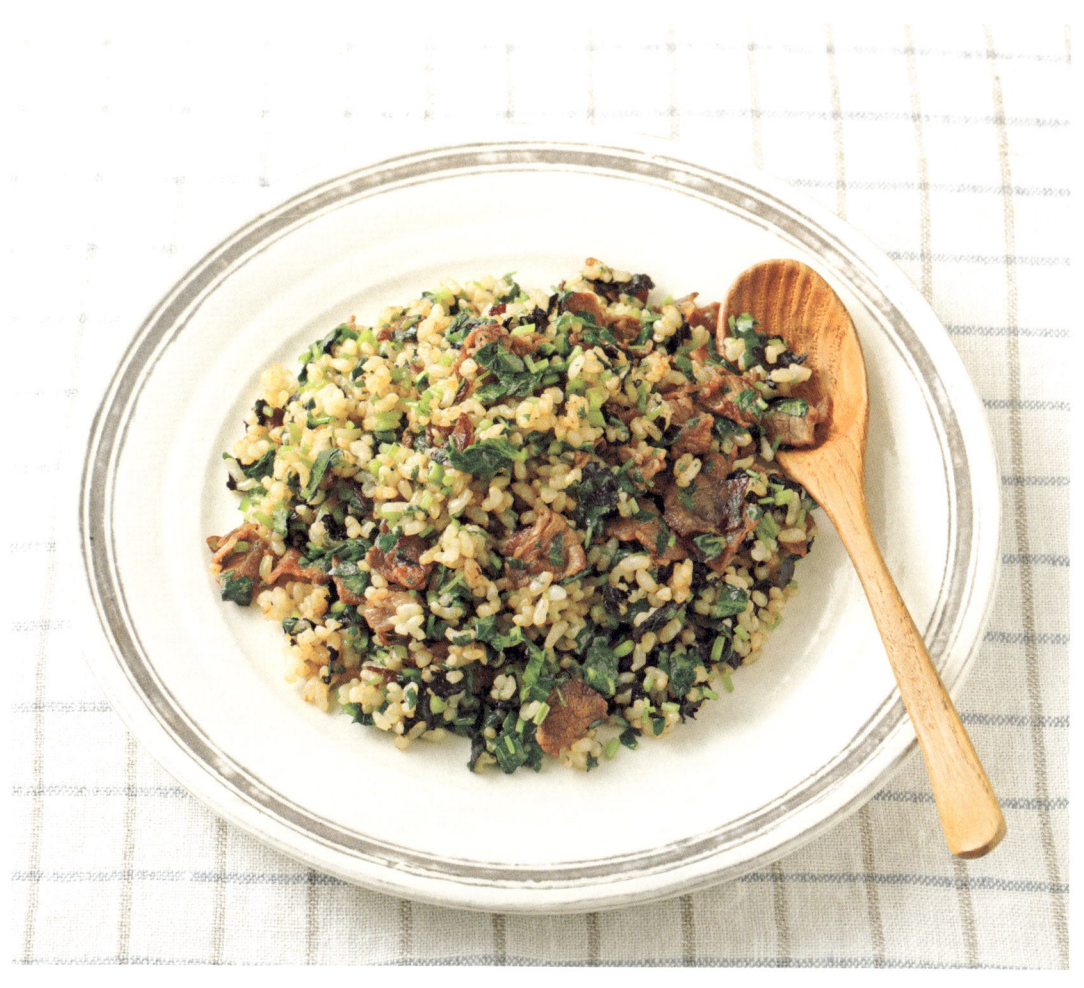

〔塩分 1.0g 以下〕ごはん・麺・パン

牛肉とみつばのチャーハン

1人分 445 kcal　塩分 0.6g　カリウム 674mg

材料・2人分

玄米ごはん（温かいもの）……300g
牛もも切り落とし肉……150g
みつば……80g
焼きのり……全形2枚
しょうゆ……小さじ1
オリーブオイル……大さじ1/2

作り方

1 牛肉は大きければひと口大に切る。みつばは細かく刻む。のりは小さくちぎる。
2 フライパンにオリーブオイルを中火で熱し、牛肉を炒める。カリッとしたらしょうゆを加えて炒め、しっかりなじませ、ごはんを加えて炒める。
3 パラパラになったらみつば、のりを加えて混ぜる。

減塩テクニック 香り + 食感

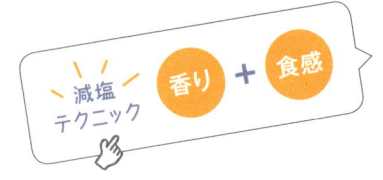

塩や砂糖を加えず、酢のみでごはんを調味。
ごま油や薬味の香り、雑穀の食感で
もの足りなさを補います。

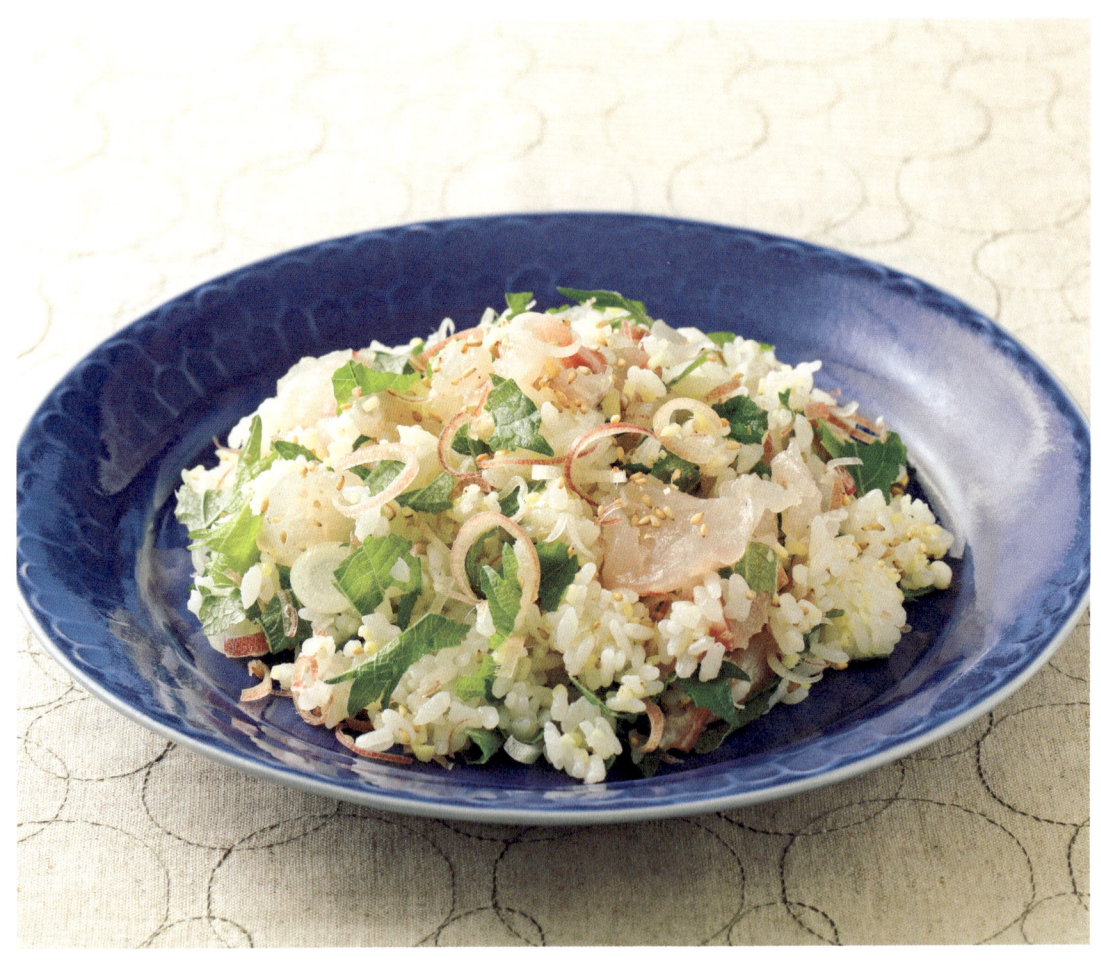

雑穀ごはんの混ぜずし

1人分 350 kcal　塩分 0.4g　カリウム 398mg

材料・2人分

雑穀ごはん（温かいもの）……250g
たい（刺身用）……1/2さく（100g）
みょうが……3個
青じそ……10枚
しょうが……1かけ
白いりごま……10g
酢……大さじ3
A ┌ ごま油……小さじ1
　├ 塩……ミニスプーン1/3
　└ こしょう……少量

作り方

1. ごはんに酢を加え混ぜ、人肌程度に冷ます。
2. たいはそぎ切りにし、Aを混ぜる。みょうがは小口切りに、青じそは小さくちぎって合わせ、冷水にさらして水けをきる。しょうがはみじん切りにする。
3. ごはんに2をのせ、ごまをふり、さっくりと混ぜる。

エスニックあえそば

1人分 378 kcal　塩分 0.9g　カリウム 391mg

（塩分 1.0g 以下）

ごはん・麺・パン

材料・2人分
そば（乾麺）※……130g
鶏もも肉……1/2枚（150g）
きゅうり……40g
もやし……150g
香菜……6本
にんにく……1/2片
しょうが……1かけ
赤唐辛子（刻む）……少量
ピーナッツ（無塩）……10g
ナンプラー……小さじ1

※そばは生そばよりも干しそばのほうが高塩分なので、買うときに注意

作り方
1. にんにくはみじん切り、しょうがはせん切り、きゅうりは細切りにする。もやしはゆでて水けをきる。香菜は葉を摘み、茎は細かく刻む。ピーナッツは粗く刻む。
2. そばは表示通りにゆでて冷水で洗い、水けをしっかりきる。
3. 鶏肉は7〜8mm角に切り、鍋に入れ、水大さじ2を加えて中火でいる。
4. ボウルに2を入れ、3を熱いうちに汁ごと加え、ピーナッツ以外の1、ナンプラーを加えてあえる。器に盛り、赤唐辛子とピーナッツを散らす。

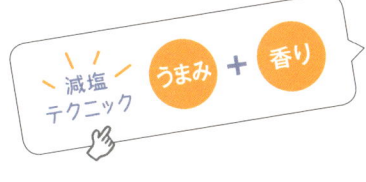

減塩テクニック　うまみ ＋ 香り

塩けの強いナンプラーも、そのうまみを上手に使えば、減塩調理の味方に。日本そばの香りもポイントです。

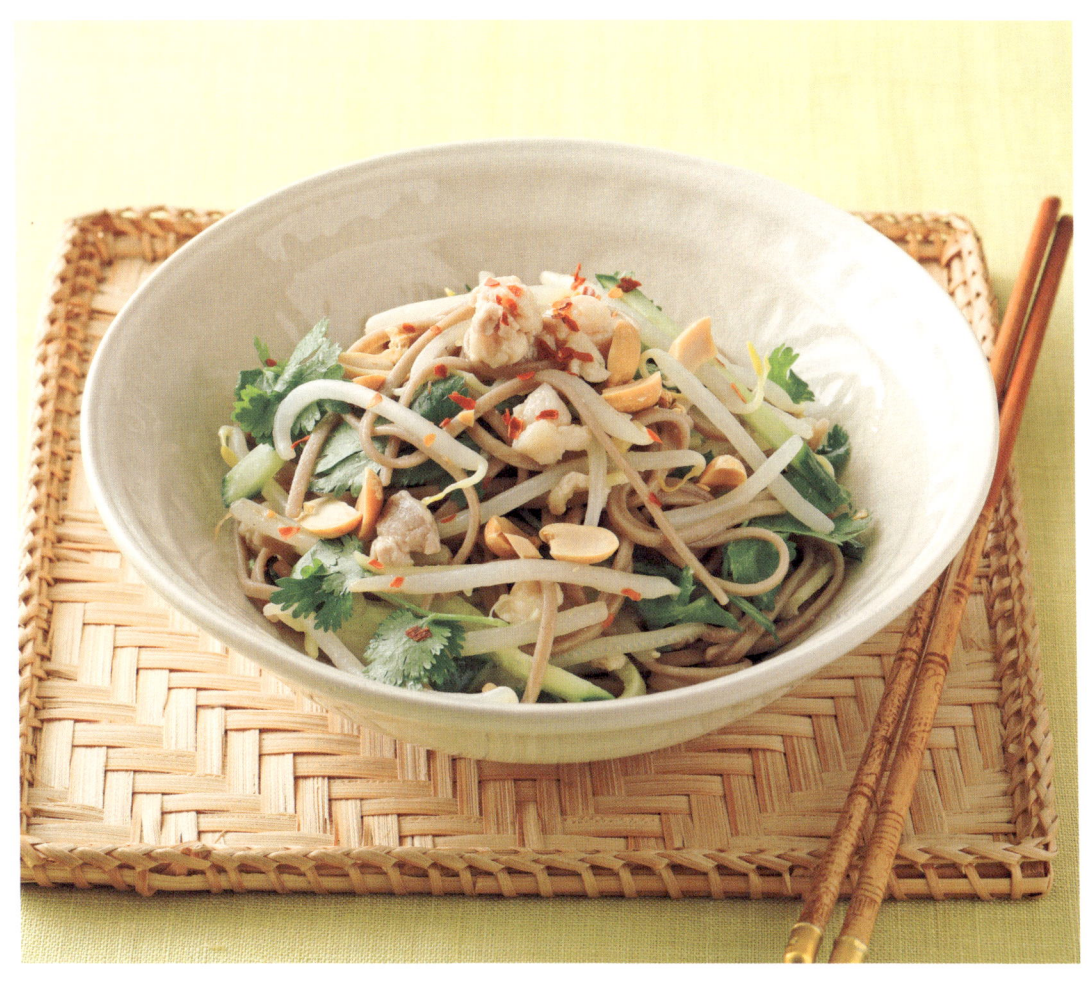

焼きなすとサーモン、ほうれん草の冷製パスタ

1人分 528 kcal　塩分 0.5g　カリウム 1187mg

材料・2人分

- スパゲッティ……120g
- なす……2本
- ほうれん草……1/2束
- サーモン（刺身用）……1/2さく（100g）
- 玉ねぎ（みじん切り）……1/4個分
- にんにく（みじん切り）……1/2片分
- プレーンヨーグルト……200g
- A
  - オリーブオイル……小さじ1
  - 塩……ミニスプーン1/3
  - こしょう……少量
- オリーブオイル……大さじ1

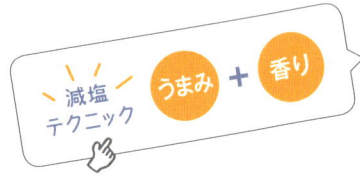

作り方

1. ヨーグルトはキッチンペーパーを敷いたざるにのせ、20分ほどおいて水きりをする。
2. なすはグリルで皮がこげるまで焼き、皮をむいてみじん切りにする。フライパンにオリーブオイルを中火で熱し、玉ねぎ、にんにくをしんなりするまで炒め、なすを加えてひと炒めし、軽く水けをとばす。
3. ほうれん草はゆでて水にとり、水けを絞って1.5cm幅に切る。サーモンは7〜8mm角に切り、Aをからめる。
4. スパゲッティは塩を加えずにゆで、冷水で洗い、水けをしっかりきる。1、2を混ぜ、3とスパゲッティを加えてあえる。

減塩テクニック うまみ ＋ 香り

スパゲッティは塩を加えずにゆで、香ばしい焼きなすとヨーグルトソースの風味でいただきます。

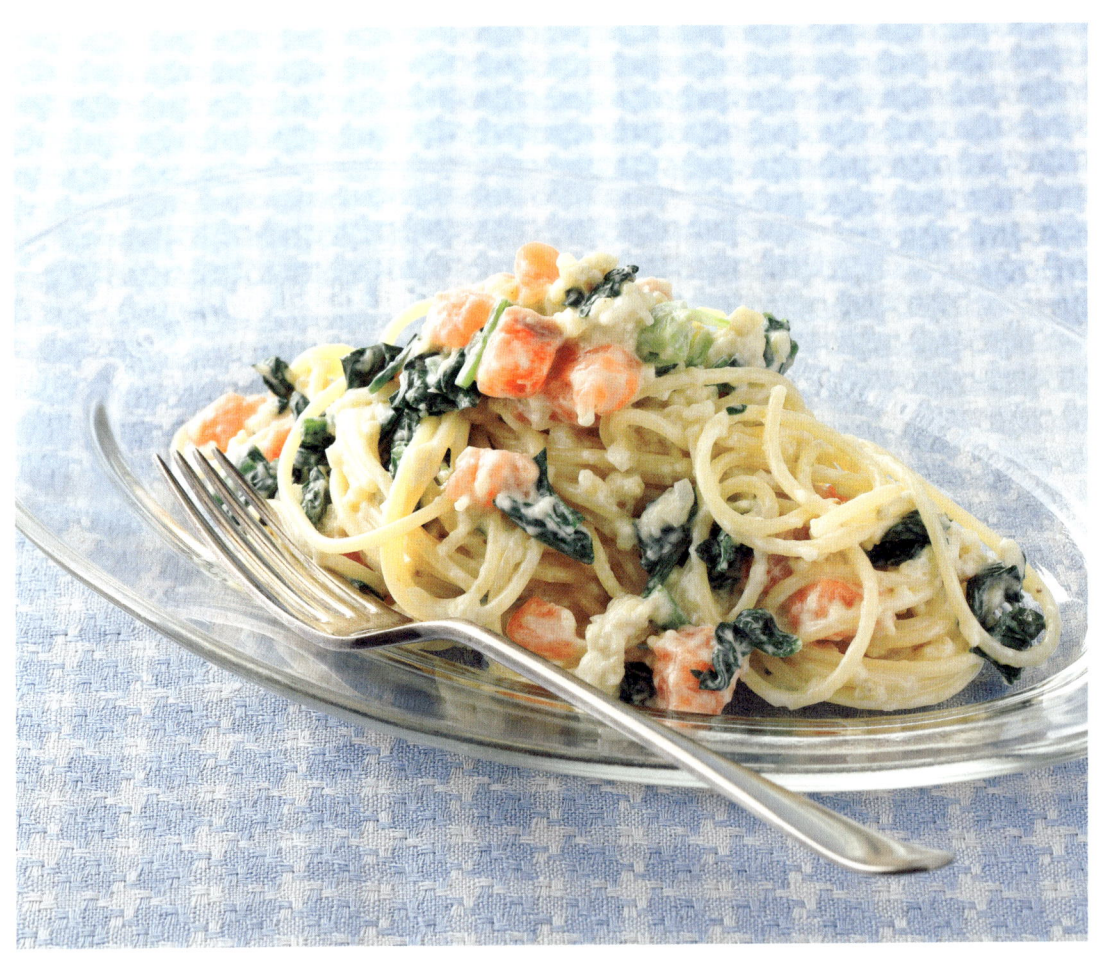

減塩テクニック 香り ＋ 食感

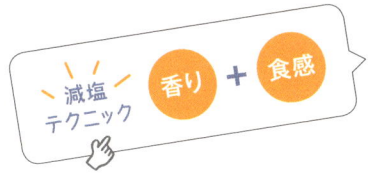

塩分が含まれているパンは、薄切りのものをチョイス。香ばしく強めにトーストします。チキンにハーブの香りをまとわせて。

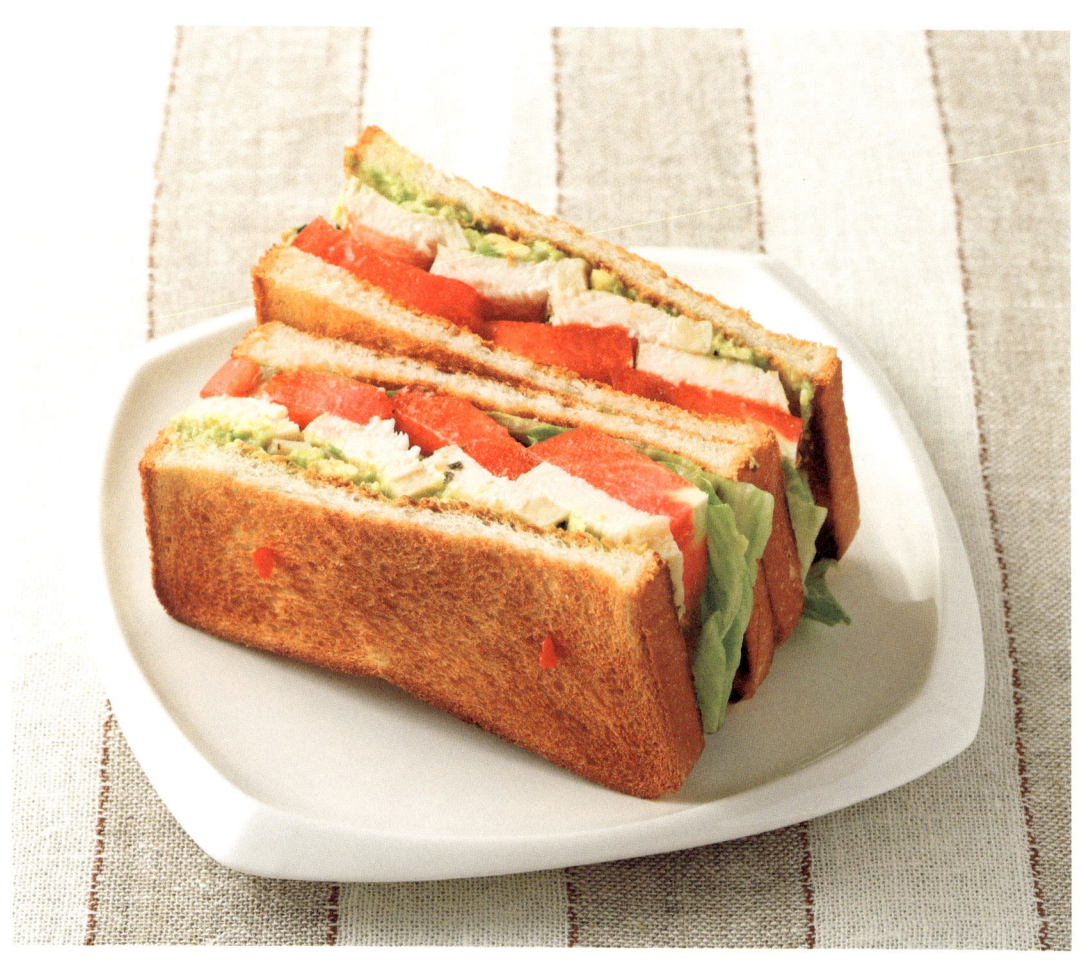

〔塩分 1.0g 以下〕 ごはん・麺・パン

チキンとトマト、レタスのトーストサンド

1人分 399 kcal　塩分 1.0g　カリウム 756mg

材料・2人分

食パン（10枚切り）……4枚
鶏むね肉……120g
トマト……1個（200g）
レタス……100g
アボカド……50g
A ［ 粗びき黒こしょう、
　　タイム・オレガノ（乾燥・ホール）……各少量
B ［ レモン汁……大さじ1
　　こしょう……少量
白ワイン……大さじ2
オリーブオイル……小さじ1

作り方

1. 食パンはこんがりとトーストする。
2. 鶏肉はAをふる。フライパンにオリーブオイルを中火で熱し、鶏肉の両面を焼く。白ワインをふり入れてふたをし、弱火で8分ほど蒸し焼きにする。あら熱がとれたら5mm厚さに切る。
3. トマトは7〜8mm厚さの輪切りにし、レタスはちぎる。アボカドはフォークでつぶし、Bを混ぜる。
4. 1に2、3をはさむ。

COLUMN　比べてみよう2

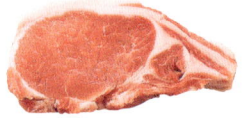

豚肉で

(100g) 塩分0.1g

厚切り肉に表面だけ味つけするより、薄切り肉に味をからめて焼くほうが高塩分。たれをつけながら食べる料理は調節しやすいものの、とろみがあると肉にからみやすいので要注意。

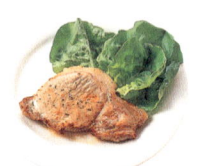

＋ 塩・こしょう各少量で調味
豚肉のソテー
塩分1.1g

＋ 薄切り肉にしょうゆ味のたれをからめる
豚肉のしょうが焼き
塩分1.6g

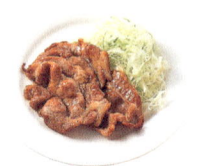

＋ ごく薄切りの肉にたれをつけながら食べる
豚しゃぶ ごまだれ
塩分1.3g

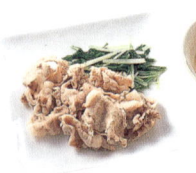

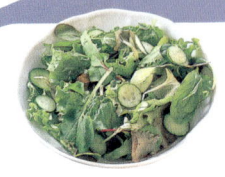

グリーンサラダで

(1食分50g) 塩分0g

ノンオイルの和風ドレッシングはヘルシーなイメージがありますが、塩分はかなり高め。かけすぎ注意です。野菜以外の具が入るものは、その塩分も忘れずチェックしましょう。

＋ フレンチドレッシング15g
グリーンサラダ フレンチドレッシング
塩分0.5g

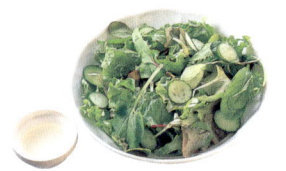

＋ ノンオイル和風ドレッシング15g
グリーンサラダ 和風ドレッシング
塩分1.1g

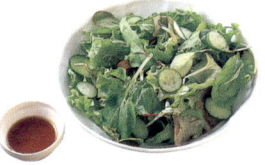

＋ フレンチドレッシング15g　クルトン5g　ベーコン1枚　パルメザンチーズ15g
シーザーサラダ
塩分1.4g

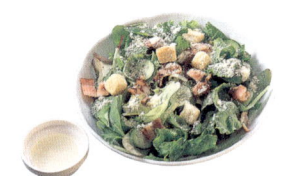

PART 3

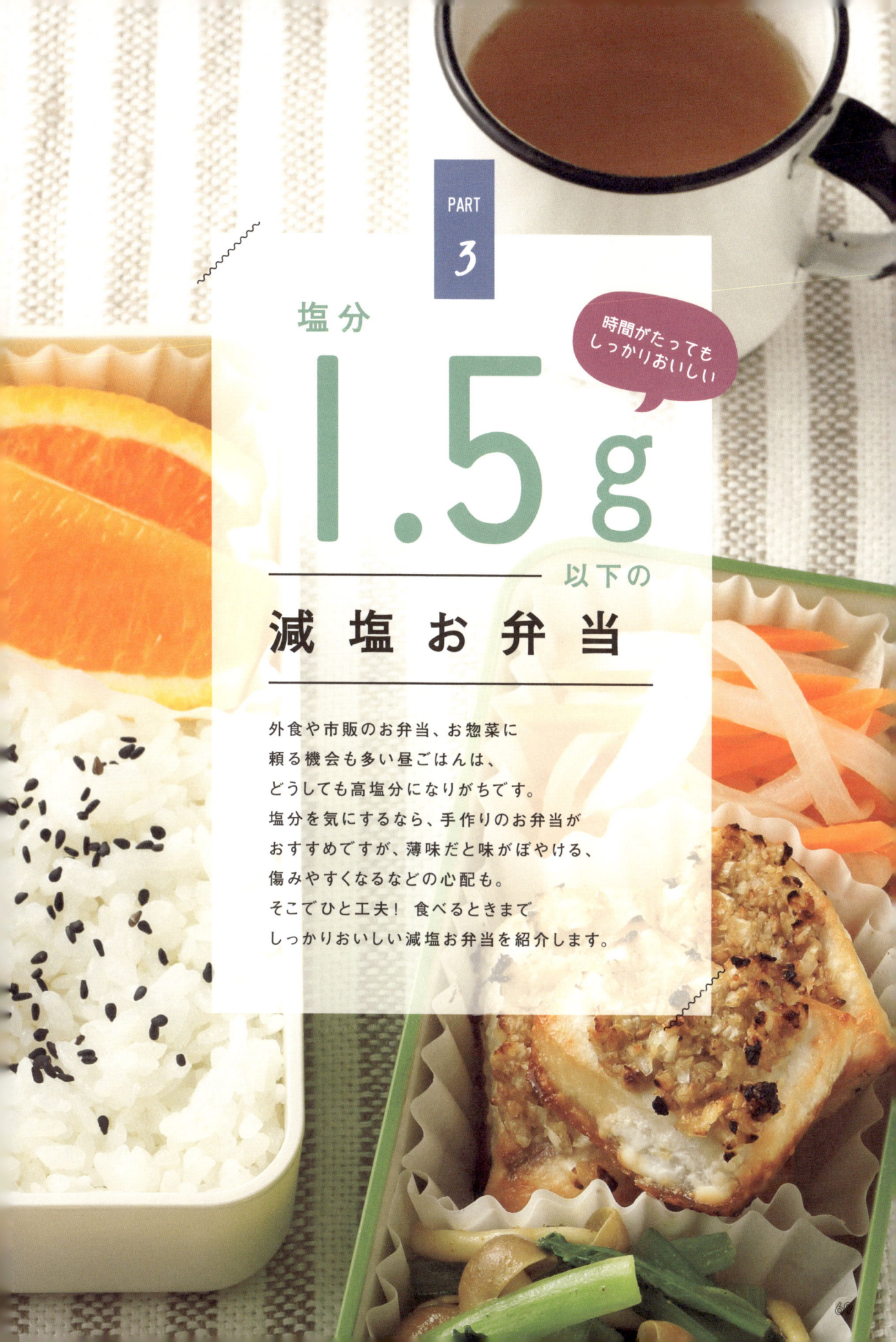

塩分

1.5g

以下の

時間がたっても
しっかりおいしい

減塩お弁当

外食や市販のお弁当、お惣菜に
頼る機会も多い昼ごはんは、
どうしても高塩分になりがちです。
塩分を気にするなら、手作りのお弁当が
おすすめですが、薄味だと味がぼやける、
傷みやすくなるなどの心配も。
そこでひと工夫！ 食べるときまで
しっかりおいしい減塩お弁当を紹介します。

あじのソテーマリネ弁当

1人分 525 kcal　塩分 0.6g　カリウム 1497mg

ソテーはトマトと玉ねぎをたっぷりのせてマリネ風に。あえものは削り節を加えるとうまみと汁け止めになります。

トマトと玉ねぎで食べごたえもアップ
あじのソテーマリネ

- 1人分 209 kcal　{ 塩分 0.3g }　カリウム 965mg

材料・1人分

あじ（三枚おろし）……80g
玉ねぎ……20g
トマト……30g
小麦粉……少量
酢……大さじ1
粗びき黒こしょう……少量
オリーブオイル……小さじ1

作り方

1. 玉ねぎはみじん切りに、トマトは種をとって5mm角に切る。あじは食べやすく切り、小麦粉をまぶす。
2. フライパンにオリーブオイルを中火で熱し、あじをこんがりと焼く。バットに取り出し、玉ねぎとトマトを合わせてのせ、酢、こしょうをふる。

おいしく減塩
小麦粉をはたいてオイルソテーすることで、調味料がしっかりからみます。トマトのうまみ、酢の酸味で薄味でも満足の仕上がりに。

雑穀ごはん

- 1人分 253 kcal　{ 塩分 0g }　カリウム 64mg

1人分……150g

削り節のうまみがじんわり
ほうれん草ともやしのおかかあえ

- 1人分 18 kcal　{ 塩分 0.1g }　カリウム 312mg

材料・1人分

ほうれん草……40g
もやし……20g
だし汁……小さじ2
削り節……2g

作り方

1. ほうれん草はゆでて冷水にとり、水けを絞って3cm長さに切る。もやしはさっとゆでて水けをきる。
2. 1を合わせてだし汁であえ、削り節を混ぜる。

りんごの甘ずっぱさがアクセント
キャベツとりんごの蒸し煮

- 1人分 45 kcal　{ 塩分 0.2g }　カリウム 156mg

材料・1人分

キャベツ……50g
りんご……40g
A｜白ワイン……大さじ1
　｜塩……ミニスプーン1/6
　｜粗びき黒こしょう……少量

作り方

1. キャベツは2cm角に、りんごは皮つきのまま5mm厚さのいちょう切りにする。
2. 鍋に1、Aを入れてふたをし、弱火で7〜8分、キャベツがしんなりするまで蒸し煮にする。

おいしく減塩
「蒸し煮」は、素材のうまみを凝縮して、少ない塩分でもおいしくしてくれる調理法。減塩中におすすめです。

{塩分 1.5g 以下}

減塩お弁当

塩分 0.2g
キャベツと
りんごの蒸し煮

塩分 0.3g
あじの
ソテーマリネ

塩分 0.1g
ほうれん草と
もやしのおかかあえ

塩分 0g
雑穀ごはん

かじきの
ねぎごまみそ焼き弁当

1人分 484 kcal　塩分 1.2g　カリウム 992mg

淡泊なかじきを香りよいごまみそで
かじきのねぎごまみそ焼き

● 1人分 113 kcal ｛ 塩分 0.6g ｝ カリウム 336mg

材料・1人分

かじき……小1切れ (80g)
長ねぎ……5g
白すりごま……2g
みそ……小さじ2/3

作り方

1. 長ねぎはみじん切りにし、ごま、みそと混ぜる。
2. かじきはひと口大に切り、グリルで5〜6分焼く。ほぼ火が通ったら1を塗り、さらに3〜4分、こんがりと焼く。

おいしく減塩
かじきの下味はなし。表面だけにみそを塗っているから味のメリハリがつき、口に入れたときに満足感が高まります。

ごはん

● 1人分 254 kcal ｛ 塩分 0g ｝ カリウム 45mg

1人分……150g
＊黒いりごま少量をふる

オレンジ

● 1人分 16 kcal ｛ 塩分 0g ｝ カリウム 56mg

1人分……2切れ (40g)

少量のしょうゆでごはんに合う味に
小松菜としめじのカレー炒め

● 1人分 53 kcal ｛ 塩分 0.3g ｝ カリウム 412mg

材料・1人分

小松菜……50g
しめじ……40g
カレー粉……少量
しょうゆ……小さじ1/3
オリーブオイル……小さじ1

作り方

1. 小松菜は3〜4cm長さに切る。しめじはほぐす。
2. フライパンにオリーブオイルを中火で熱し、1をしんなりするまで炒める。カレー粉をふってさらに炒め、しょうゆを加えてひと混ぜする。

おいしく減塩
香りとほどよい辛みで薄味の料理をおいしくするカレー粉。野菜にも肉にも好相性なので、上手に組み込みましょう。

酢の酸味で野菜の甘みも際立つ
にんじんと玉ねぎの酢のもの

● 1人分 48 kcal ｛ 塩分 0.3g ｝ カリウム 143mg

材料・1人分

にんじん……30g
玉ねぎ……40g
塩……ミニスプーン1/6
A ┌ 酢……大さじ2
　└ みりん……小さじ1

作り方

1. にんじん、玉ねぎは5mm幅の細切りにする。それぞれゆでて水けをきる。
2. 熱いうちに塩をふり、Aを加えてあえる。

おいしく減塩
野菜が熱いうちに調味料と合わせることで、味がしっかり入ります。酢のものは腐敗防止にも。

【塩分 1.5g 以下】

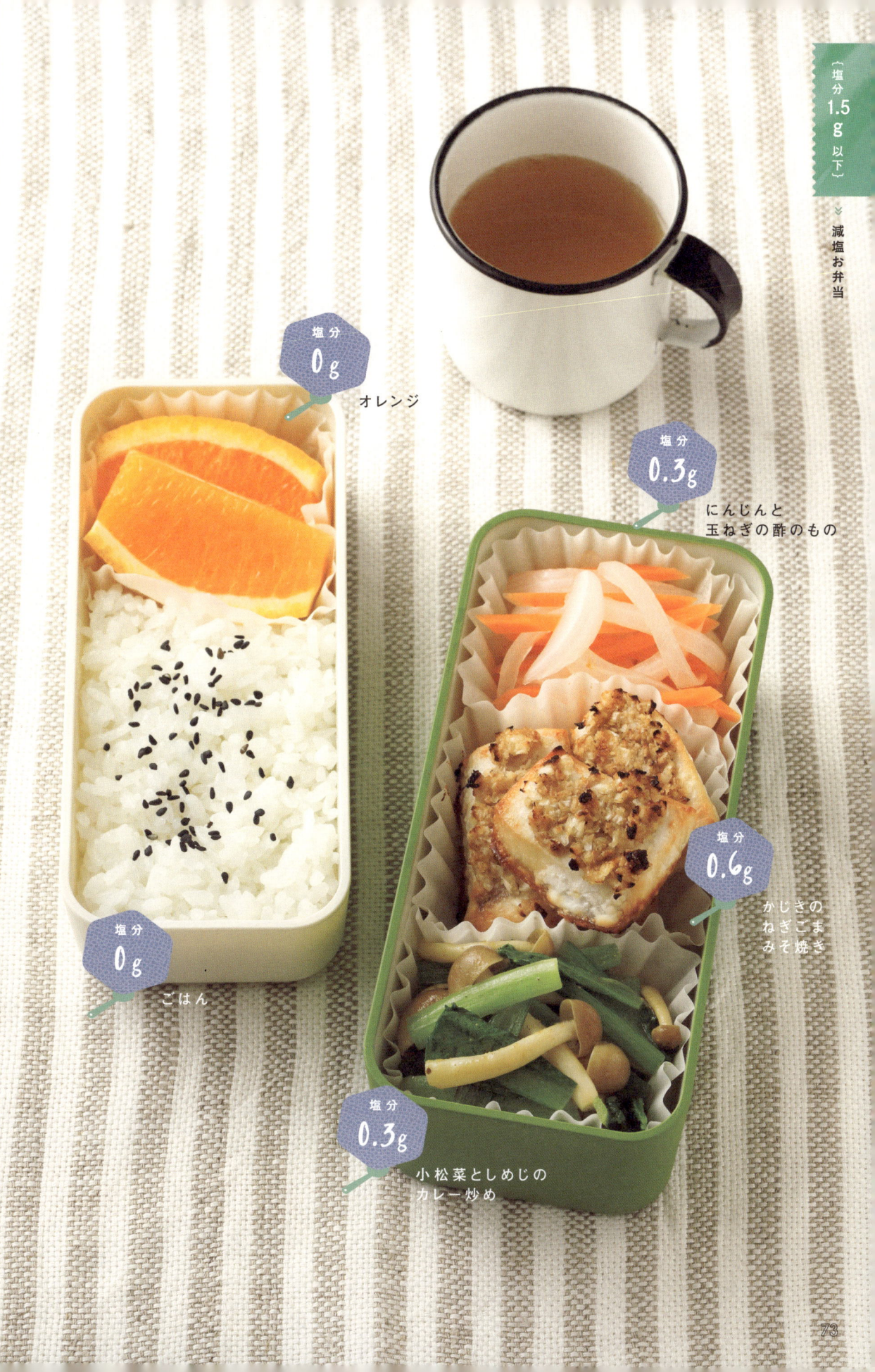

減塩お弁当

塩分 **0g**
オレンジ

塩分 **0.3g**
にんじんと玉ねぎの酢のもの

塩分 **0.6g**
かじきのねぎごまみそ焼き

塩分 **0g**
ごはん

塩分 **0.3g**
小松菜としめじのカレー炒め

トマト牛丼弁当

1人分 655 kcal　塩分 0.6g　カリウム 1269mg

牛丼はトマトを加えることで、うまみがぐんとアップします。歯ざわりのよい副菜を合わせて、食感のメリハリをつけて。

牛肉＋トマト＋玉ねぎでうまみたっぷり

トマト牛丼

● 1人分 480 kcal　{ 塩分 0.6g }　カリウム 636mg

材料・2人分

牛もも切り落とし肉……50g
トマト……1/2個（100g）
玉ねぎ……1/4個
卵……1個
A ┌ だし汁……1/2カップ
　 └ しょうゆ……小さじ1/3
ごはん……150g

作り方

1　牛肉は大きければひと口大に切る。玉ねぎは7mm幅に、トマトはひと口大に切る。
2　鍋にAを中火で煮立て、牛肉を加え、再び煮立ったらアクを除いて玉ねぎを加える。しんなりしたらトマトを加え、ほぼ汁がなくなるまで煮る。溶きほぐした卵を流し入れ、大きく混ぜる。
3　弁当箱にごはんを詰め、2をのせる。

おいしく減塩　肉やトマトのうまみが溶け出た煮汁も、卵でとじれば逃さずいただけます。

キウイ

● 1人分 24 kcal　{ 塩分 0g }　カリウム 131mg

1人分……2切れ（45g）

酸味を効かせると塩なしでもおいしい

ブロッコリーとじゃがいものサラダ

● 1人分 79 kcal　{ 塩分 0g }　カリウム 263mg

材料・2人分

ブロッコリー……30g
じゃがいも……30g
A ┌ 玉ねぎ……20g
　 │ 酢……小さじ1
　 └ こしょう……少量
オリーブオイル……小さじ1

作り方

1　ブロッコリーは小房に分け、やわらかめにゆでて水けをきる。Aの玉ねぎはみじん切りにし、水に15分ほどさらして水けを絞る。
2　じゃがいもはひと口大に切ってやわらかめにゆで、水けをきってつぶし、Aを混ぜる。
3　2が冷めたらオリーブオイルを加えてあえ、ブロッコリーと混ぜる。

粉山椒の香りと辛みを効かせます

パプリカとれんこんの山椒炒め

● 1人分 72 kcal　{ 塩分 0g }　カリウム 239mg

材料・1人分

パプリカ（赤）……50g
れんこん……30g
ごま油……小さじ1
粉山椒……少量

作り方

1　パプリカは1cm角に、れんこんは5mm幅のいちょう切りにする。
2　フライパンにごま油を中火で熱し、1を炒め、粉山椒をふる。

おいしく減塩　少量でも香りがよく、しっかり辛みもある粉山椒を味つけの主役に。野菜の甘みと合わせると、塩けがなくても充分なおいしさ。

【塩分 1.5g 以下】

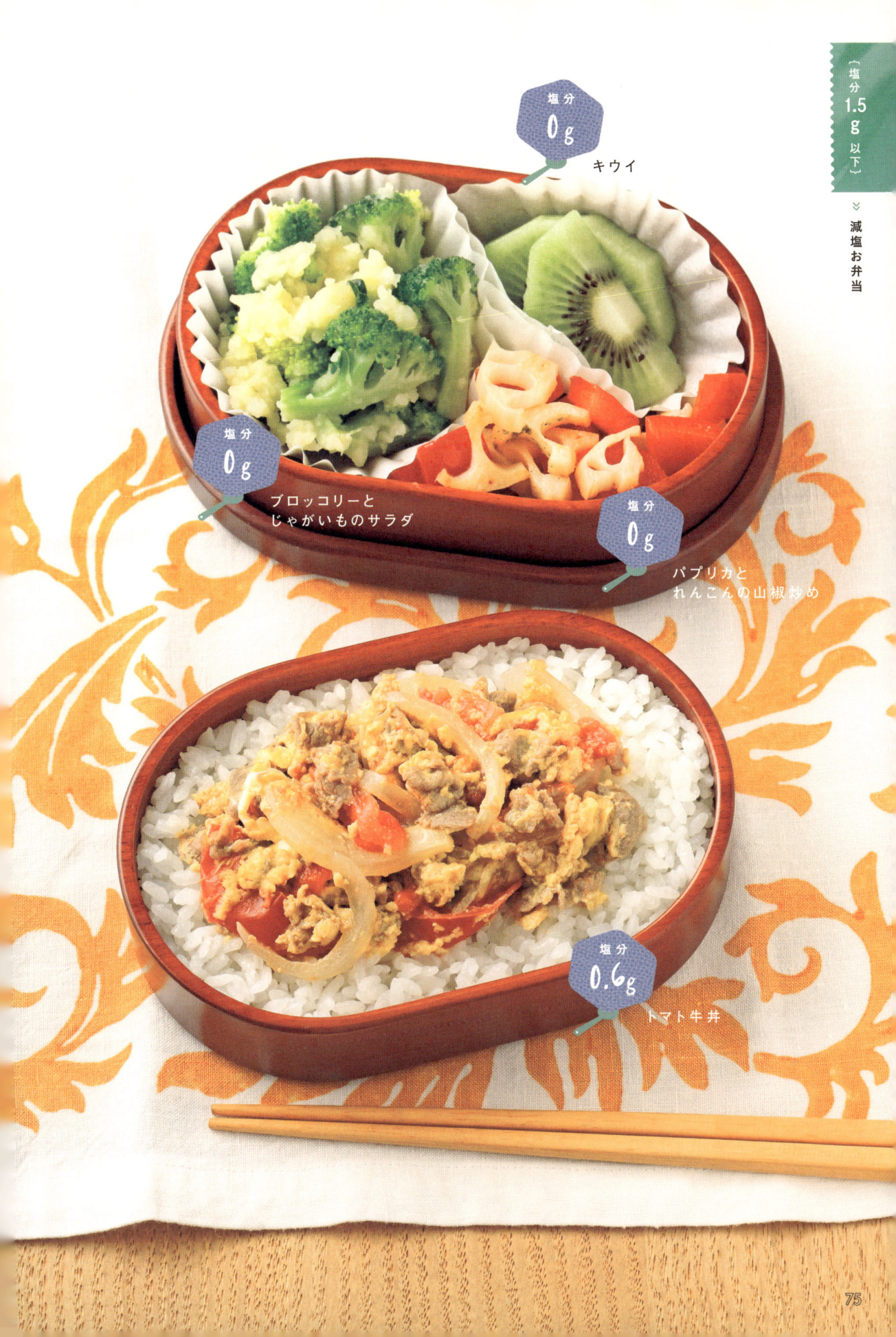

減塩お弁当

塩分 **0g** キウイ

塩分 **0g** ブロッコリーとじゃがいものサラダ

塩分 **0g** パプリカとれんこんの山椒炒め

塩分 **0.6g** トマト牛丼

豚肉のから揚げ弁当

1人分 533 kcal　塩分 0.4g　カリウム 1011mg

揚げものは油のコクや
香ばしさが加わり、減塩向き。
風味とかみごたえのある
玄米ごはんといただきます。

トマトが主役のソースで、塩分をカット
豚肉のから揚げ　トマトソース

● 1人分 217 kcal ｛ 塩分 0.3g ｝ カリウム 379mg

材料・1人分

豚もも薄切り肉……2枚（60g）
A ［ 酒・しょうが汁……各小さじ1
片栗粉・揚げ油……各適量
トマトソース
　プチトマト……4個（40g）
　玉ねぎ……20g
　B ［ 酢……大さじ1
　　　オリーブオイル……小さじ1
　　　しょうゆ……ミニスプーン1
　　　こしょう……少量

作り方

1. プチトマトはヘタをとって8つ割りに、玉ねぎはみじん切りにして合わせ、Bを加えて混ぜる。
2. 豚肉はAをからめ、片栗粉をまぶす。揚げ油を170～180℃に熱し、しっかり色づくまで揚げ、食べやすい大きさに切る。1のトマトソースを別容器に入れて添える。

> **おいしく減塩**　サラダ感覚のトマトソースで、食べごたえをアップ。別容器で持っていき、食べる直前にかけることで、味にメリハリをつけます。ソースは焼きアスパラとエリンギにも利用して。

玄米ごはん

● 1人分 248 kcal ｛ 塩分 0g ｝ カリウム 143mg

1人分……150g

りんご

● 1人分 28 kcal ｛ 塩分 0g ｝ カリウム 56mg

1人分……1/4個（50g）

香ばしく焼いて、うまみを凝縮
焼きアスパラとエリンギ

● 1人分 16 kcal ｛ 塩分 0g ｝ カリウム 265mg

材料・2人分

グリーンアスパラ……2本（30g）
エリンギ……1本（40g）

作り方

1. アスパラは食べやすい長さに、エリンギは7～8mm厚さに切る。
2. 1をグリルで7～8分、こんがりと焼く。

桜えびの香りとうまみが広がる
いんげんとにんじんの桜えび煮

● 1人分 24 kcal ｛ 塩分 0.1g ｝ カリウム 168mg

材料・2人分

さやいんげん……30g
にんじん……20g
桜えび（乾燥）……3g

作り方

1. いんげんは3～4cm長さに切ってから縦半分に切る（細いものならそのままでよい）。にんじんは7～8mm太さの棒状に切る。
2. 小鍋に桜えびを入れ、からいりする。香りが立ったら湯1/2カップと1を加え、汁けがなくなるまで煮る。

> **おいしく減塩**　桜えびはからいりし、香ばしさをアップしてから使います。桜えびのうまみが効いた煮汁で野菜の甘みを引き出します。

【塩分 1.5g 以下】

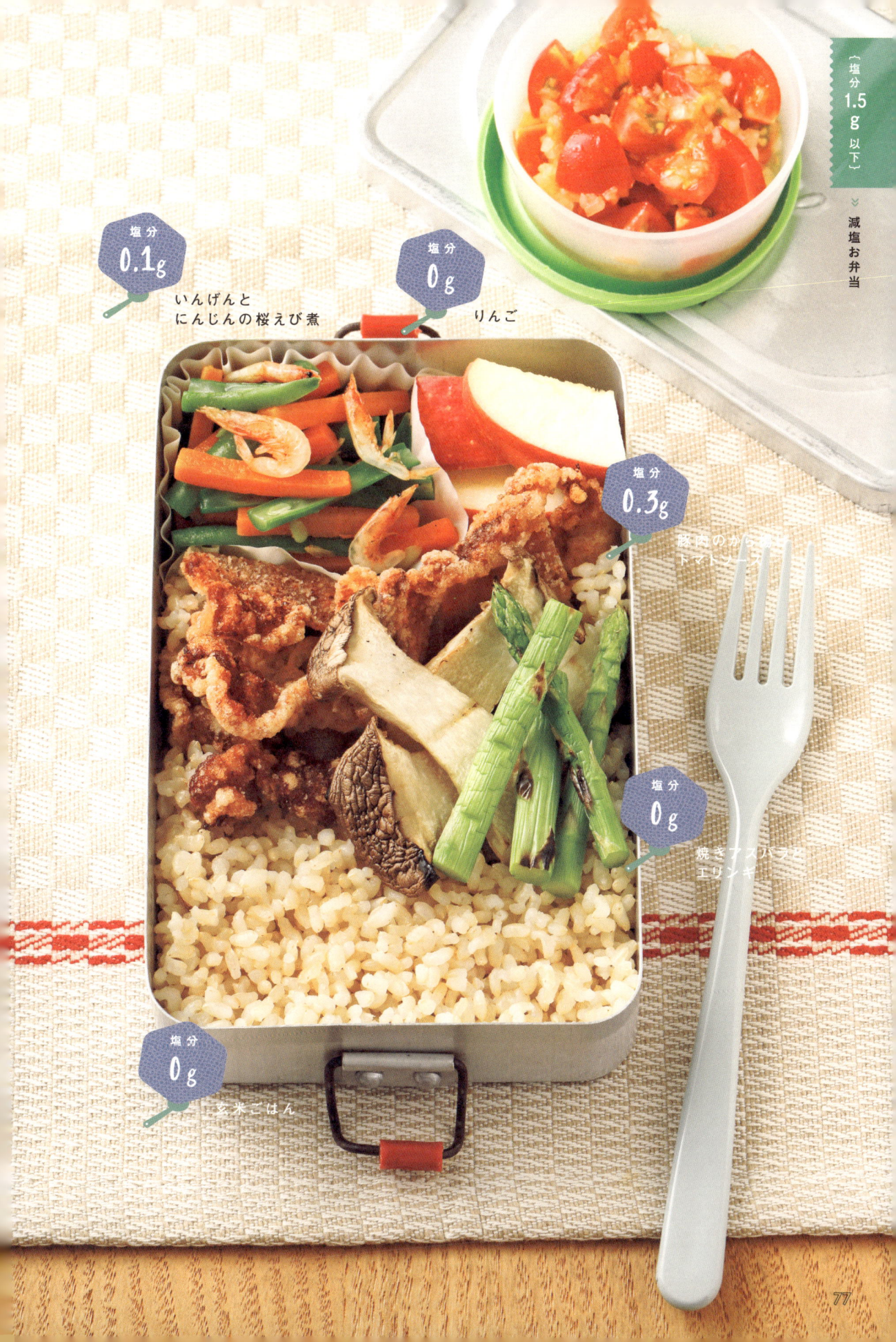

減塩お弁当

塩分 0.1g
いんげんとにんじんの桜えび煮

塩分 0g
りんご

塩分 0.3g
豚肉のから揚げトマトソース

塩分 0g
焼きアスパラとエリンギ

塩分 0g
玄米ごはん

77

COLUMN お弁当をおいしく減塩するコツとヒント

作ってから食べるまでに、数時間あいてしまうお弁当。
減塩するときの傷み対策は？ 味がぼやけてしまわない？ など
気になる点・押さえておきたいポイントをまとめました。

Hint 1 "酸味"を有効活用して

酢やレモンの酸味は少ない塩分のもの足りなさを補うだけでなく、殺菌効果もあります。特に暑い時季のお弁当にはぜひ取り入れたいもの。梅干しも殺菌効果がありますが、1個で塩分2.2gと高塩分なので、減塩中は控えましょう。

Hint 2 ソースやドレッシングは別添えにする

食べる直前にソースやドレッシングをかければ、味がついているところとついていないところのメリハリができ、よりおいしく食べられます。野菜などはあらかじめ味をつけてしまうと水分が出て、味が薄くなるし、傷みにもつながります。

Hint 3 洋風やエスニックのおかずも有効

お弁当おかずの定番・和風の甘辛味は、薄味にするともの足りなさが際立ってしまうのが難点。スパイスやハーブを使った洋風おかずや、酸味や香味野菜を多用するエスニック系のおかずを組み込むのも、減塩弁当のコツです。

Hint 4 ごはんは雑穀入りや玄米ごはんに

白いごはんには、どうしても濃い味のおかずがほしくなってしまうもの。風味豊かな雑穀を一緒に炊き込んだごはんや、玄米ごはんにすると、それだけでもおいしく食べられます。プチプチッとした食感も、満足度をアップ。

Hint 5 ごはんのおともはごまや青のりに

白いごはんにするなら、トマト牛丼（→P74）のような、おかずと一緒に食べられる丼ものがおすすめ。または、香ばしいごまや香りのよい青のりをふっても。塩分を気にせず食べられるし、色もきれいで食がすすみます。

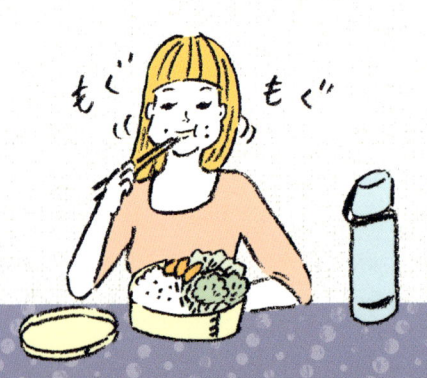

Hint 6 傷み防止のための工夫も

味つけが薄いぶん、傷み対策はしっかりと。汁けが原因になりがちなので、削り節を汁止めにしたり、ソースを別添えにするなど工夫を。ゆで野菜は水にとらず、ざるに上げて蒸気で水分をとばしながら冷ますと、調味料も入りやすく、水っぽくなるのを防げます。

ひと目でわかる！ 塩分 1g カタログ

「塩分1日6gをめざしましょう」とはいっても、では"塩分1g"っていったいどれくらいなのでしょう？ ここでは塩分過多になりがちな食品を中心に"塩分1g"の量をわかりやすく紹介します。量を実感して、無意識のとりすぎを防ぎましょう。

※市販食品はできるだけきりのよい量の単位にしているため、実際の塩分と若干の差があります。重量はメーカーや製品によっても幅があるため、あくまで目安として活用してください。

- 顆粒鶏ガラスープの素　小さじ1弱（2g）
- 白みそ　大さじ1弱（15g）
- みそ（淡色辛みそ）　大さじ1/2弱（8g）
- 濃い口しょうゆ　小さじ1（6g）
- あら塩　ミニスプーン1

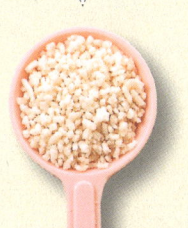

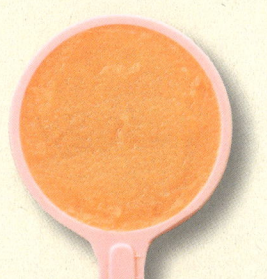

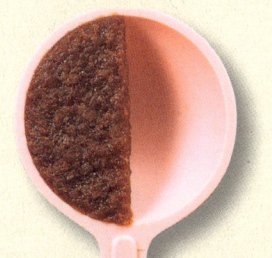

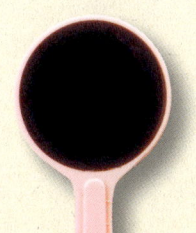

塩分1gの **練り製品**

塩が表面だけでなく、中にも練り込まれて全体に分散しているので、直接舌に感じるよりも塩分が多く含まれています。歯ごたえがあるため、舌で味わわずにのど越しで食べがちということや、添加されている甘味によって塩味がソフトに感じられるということもあって、とりすぎには注意したい食品です。

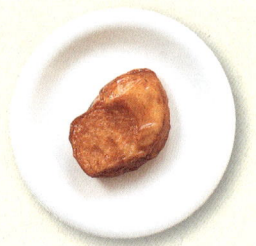

さつま揚げ
1枚（50g）
塩分1.0g
70 kcal

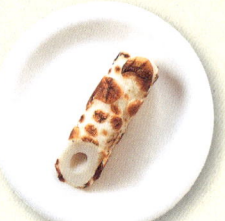

焼きちくわ
1/2本（50g）
塩分1.1g
61 kcal

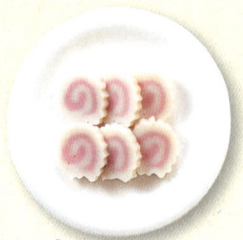

なると
7〜8mm厚さ6枚（50g）
塩分1.0g
40 kcal

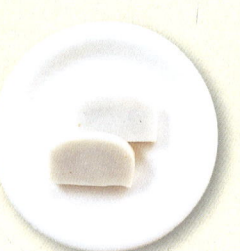

かまぼこ
1cm厚さ2枚（40g）
塩分1.0g
38 kcal

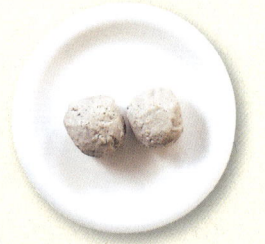

いわしのつみれ
2個（70g）
塩分1.0g
79 kcal

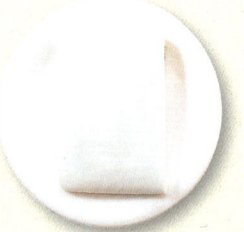

はんぺん
2/3枚（67g）
塩分1.0g
63 kcal

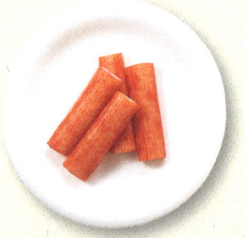

かに風味かまぼこ
4本（45g）
塩分0.9g
42 kcal

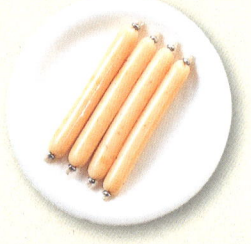

チーズ入りかまぼこ
4本（40g）
塩分1.1g
63 kcal

Q これで塩分何グラム？ » コンビニのおでん

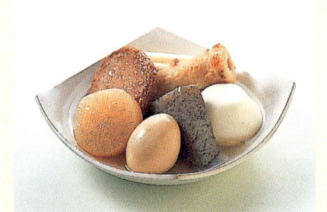

A 6.0g

某コンビニのおでん。さつま揚げ0.9g、大根0.4g、卵0.5g、こんにゃく1.3g、はんぺん0.6g、焼きちくわ1.3g、ちくわぶ1.0g。練り製品の塩分はおでんの煮汁に溶け出て減るものの、こんにゃくなどがその煮汁を吸って、結局高塩分になりがち。

塩分1gの海産物加工品

佃煮はごはんに少量のせたり、箸休めに食べるくらいであっても0.5～1gの塩分をとることになります。色が濃いと注意しやすいですが、さけフレークなど色が薄くても塩分が高いものもあるので注意。また、塩辛など、生の状態で保存性を高める加工をしてある製品も高塩分だと心得ておきましょう。

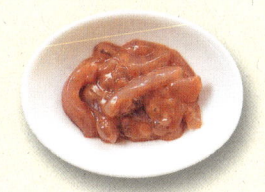

いかの塩辛
大さじ1弱（14g）
塩分1.0g
16 kcal

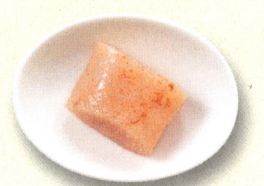

明太子
1/4本（18g）
塩分1.0g
23 kcal

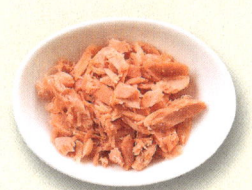

さけフレーク
大さじ2（25g）
塩分1.0g
53 kcal

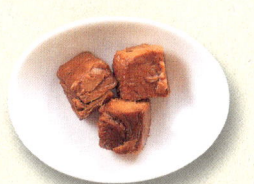

かつおの角煮
キューブ3個（25g）
塩分1.0g
56 kcal

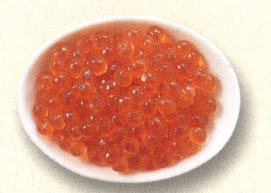

イクラ
大さじ1と1/2強（43g）
塩分1.0g
117 kcal

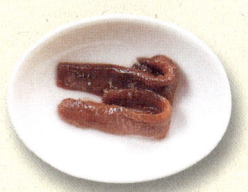

アンチョビ
フィレ2枚（6g）
塩分1.0g
12 kcal

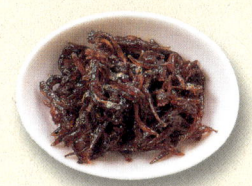

コウナゴの佃煮
小皿1皿（17g）
塩分1.0g
48 kcal

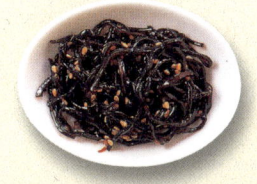

昆布の佃煮
小皿1皿（13g）
塩分1.0g
10 kcal

Q これで塩分何グラム？ » あじの干もの

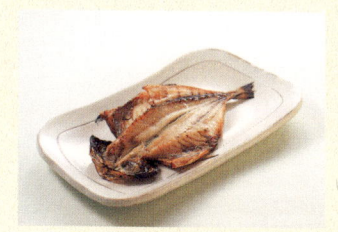

A 1.6g

あじの干もの（正味100g）。塩焼きと同じ感覚で食べがちですが、あじの塩焼きなら1尾塩分1g程度ですむところ、干ものでは高くなります。干し方によっても異なり、一夜干しなど半生状態の保存性の低いものでは、塩分も若干控えめになります。

塩分1gの 肉加工品

ハムやベーコンは肉を塩漬けしてから加工しますが、肉の脂が塩分の浸透を妨げるため、味つけが濃くなりがちです。ハムは減塩タイプもありますが、ベーコン、生ハム、サラミは高塩分のものがほとんど。原料の肉を塩漬けしないで加工したフレッシュなソーセージなどは、比較的低塩になります。

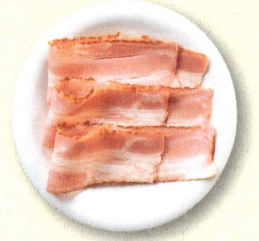

ベーコン
薄切り3枚（45g）
塩分1.0g
183 kcal

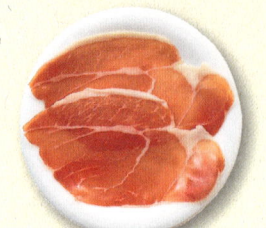

生ハム
薄切り2枚（20g）
塩分1.1g
55 kcal

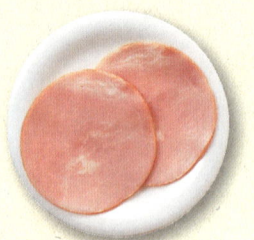

ロースハム
薄切り2枚（38g）
塩分1.0g
73 kcal

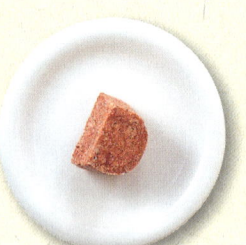

コンビーフ
1/2缶（50g）
塩分0.9g
102 kcal

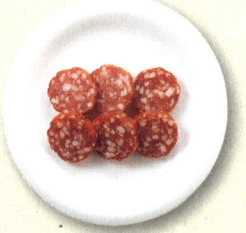

サラミ
6枚（30g）
塩分1.1g
149 kcal

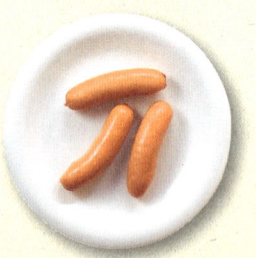

ウインナソーセージ
3本（50g）
塩分1.0g
160 kcal

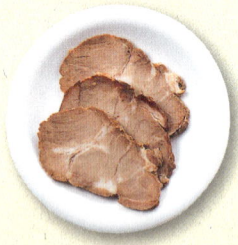

焼き豚
薄切り3枚（38g）
塩分1.0g
65 kcal

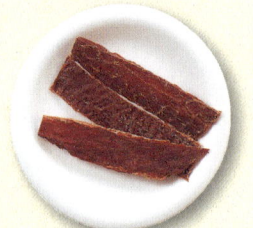

ビーフジャーキー
3切れ（20g）
塩分1.0g
63 kcal

Q これで塩分何グラム？ » ローストビーフ

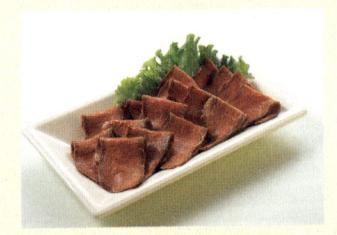

A 0.8g

ローストビーフはソースをかけなければ低塩で、肉加工品の中では節塩しやすい食品です。写真は125g。市販品に添付のたれは高塩分ですが、手作りなら、焼くときに出た肉汁にレモン汁と少量の塩を足すくらいで満足できます。

塩分1gの **チーズ**

塩蔵品の一種なので塩分は高め。特にブルーチーズなど内部にもかびが生えているタイプは、品質の保持や保存のために塩分を多く含んでいます。クリームチーズは比較的低塩ですが、個装タイプは、かたまりのものより塩分高め。水につかっているモッツァレラは保存性が低い分、低塩です。

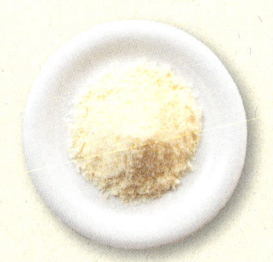

パルメザンチーズ
大さじ5（30g）
塩分1.0g
145 kcal

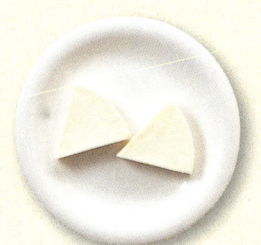

6Pチーズ
2個（40g）
塩分1.2g
136 kcal

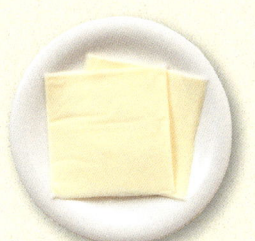

スライスチーズ
2枚（34g）
塩分1.0g
116 kcal

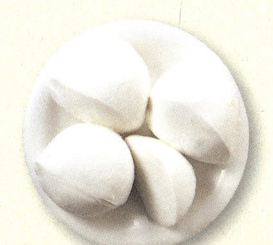

モッツァレラチーズ
3と1/2個（350g）
塩分1.0g
875 kcal

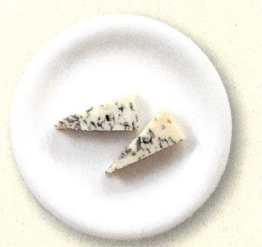

ブルーチーズ
2切れ（25g）
塩分1.0g
87 kcal

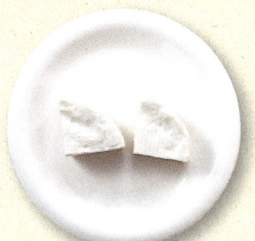

カマンベールチーズ
1/2個（50g）
塩分1.0g
156 kcal

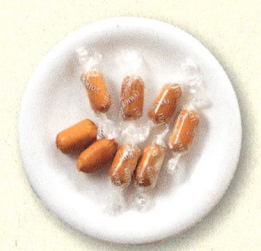

ひと口スモークチーズ
8個（35g）
塩分1.0g
120 kcal

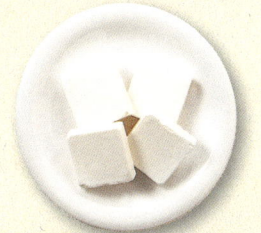

クリームチーズ（個装タイプ）
4個（72g）
塩分1.0g
244 kcal

Q これで塩分何グラム？ » ピザ

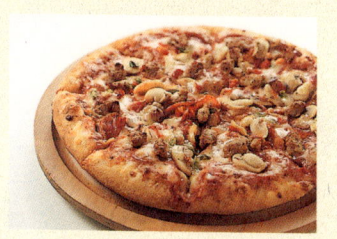

A 8.8g

ピザはチーズのほか、生地、ベーコンなどの肉加工品、アンチョビなどの魚介加工品、トマトソースなどの調味料が加わるため、1切れ1gをオーバーしがち。写真は某宅配ピザの「デラックス」。塩分控えめなのはマルゲリータなど。

塩分1gの パン

パンは知らず知らずのうちに塩分をとりがちな食品の代表格！ 意外に感じるかもしれませんが、食パン6枚切り1枚とポテトチップス1袋を比べると、食パンのほうが塩分が高いのです。惣菜パンでないと意識しにくいですが、ナンにカレーを組み合わせると塩分3gを超えてしまうので注意が必要です。

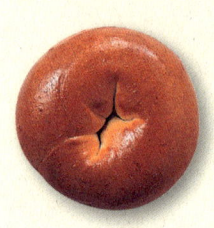

ベーグル
1個（116g）
塩分1.1g
308 kcal

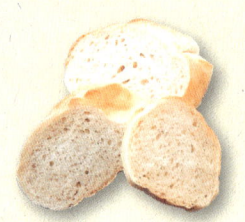

フランスパン
2cm厚さ3切れ（63g）
塩分1.0g
175 kcal

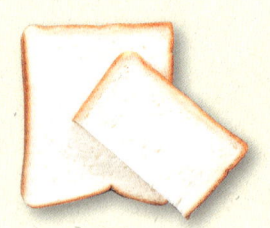

食パン
8枚切り1と1/2枚強（75g）
塩分1.0g
198 kcal

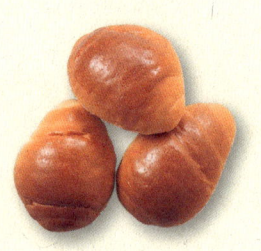

ロールパン
小3個（75g）
塩分1.0g
238 kcal

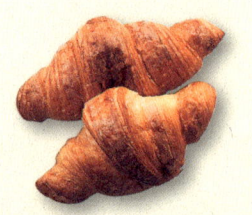

クロワッサン
2個（75g）
塩分1.0g
335 kcal

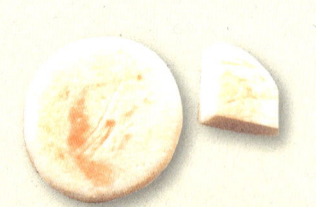

イングリッシュマフィン
1と1/4個（81g）
塩分1.0g
185 kcal

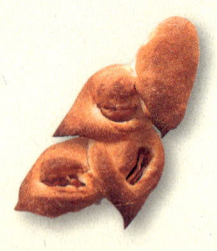

ベーコンエピ
小1/2本（56g）
塩分1.0g
160 kcal

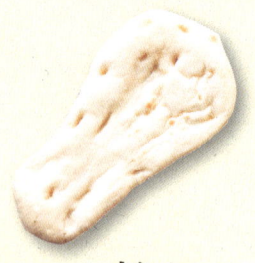

ナン
1枚（77g）
塩分1.0g
202 kcal

Q これで塩分何グラム？ » ごはん

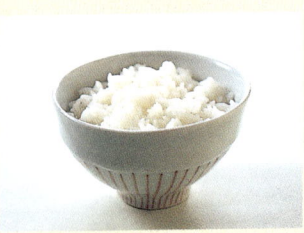

A 0g

ごはんはそれ自体は塩分0g！ 一部で食塩無添加をうたうパンも市販されてはいますが、パン作りには基本的に塩分が必要。減塩したい人は、パンかごはんか迷ったら、ごはんを選ぶことをおすすめします。

塩分1gの麺類

麺の多くは塩が練り込んであり、特に乾麺は塩分を多く含んでいます。ゆでるとゆで汁に溶け出ますが、それでも生麺よりは高塩分に。つゆやソースの塩分にも注意が必要です。汁やつけつゆは残すことで塩分調節が可能。ここではつゆやソースを最少量に抑えた場合を示しています。

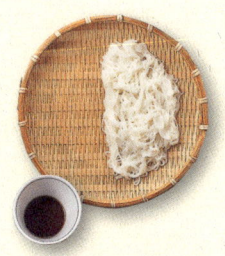

ざるそうめん
乾麺50g(ゆでて約150g)
+つゆ大さじ1弱摂取
塩分1.0g
198 kcal

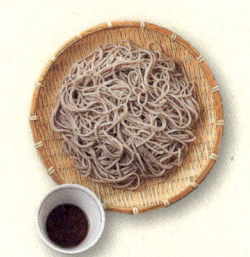

ざるそば
乾麺100g(ゆでて約250g)
+つゆ大さじ1と1/2摂取
塩分1.0g
295 kcal

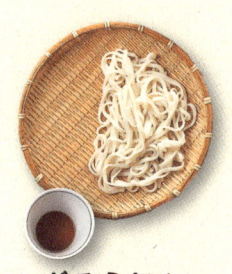

ざるうどん
乾麺50g(ゆでて約150g)
+つゆ小さじ1強摂取
塩分1.0g
192 kcal

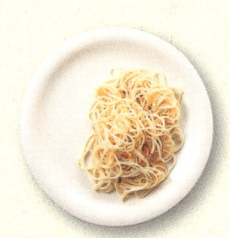

スパゲッティペペロンチーノ
乾麺50gを塩分1.5%の湯でゆで、塩分0.5gで調味
塩分1.0g
186 kcal

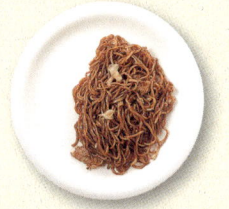

焼きそば
蒸し麺100g(1/2人分)+中濃ソース約小さじ1と1/2(10g)摂取
塩分1.0g
211 kcal

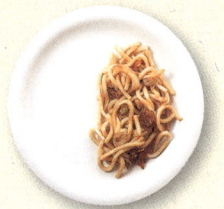

焼きうどん
ゆで麺100g(1/2人分)+中濃ソース小さじ2(12g)摂取
塩分1.0g
121 kcal

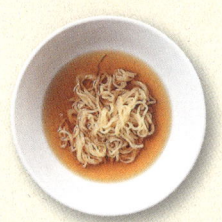

しょうゆラーメン
生麺16g(1/7人分)+スープ55ml摂取
塩分1.0g
41 kcal

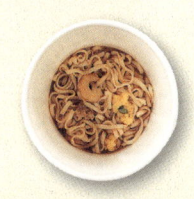

カップラーメン
市販品1/5量
(乾麺13g+スープ60ml摂取)
塩分1.0g
69 kcal

Q これで塩分何グラム？ » そうめん、パスタ

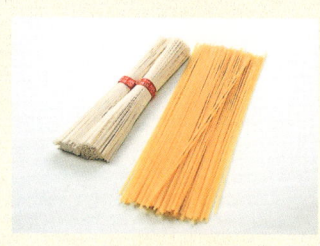

A 手延べそうめん5.8g、パスタ0g(ともに乾麺100gあたり)

そうめんは手延べでないものなら100gで塩分3.8g。そうめんはゆでると塩が落ち、塩分1.0gになりますが、逆にパスタは0.5～1.5%塩分の湯でゆでると塩分1.1gに。

塩分1gの漬けもの

高塩分なことで知られる漬けものですが、中でも水分量の多い野菜は塩が浸透しやすいので要注意です。節塩ポイントは酢が使われているかどうか。塩はもちろん、酸も保存性を高めるので、お酢などを使った漬けものは比較的低塩です。保存性が低い浅漬けも、比較的塩分控えめです。

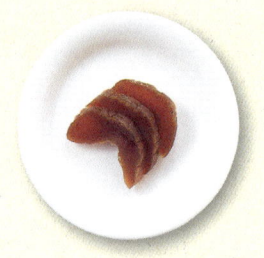

奈良漬け
7mm厚さ3切れ（20g）
塩分1.0g
32 kcal

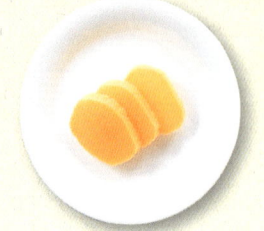

たくあん
8mm厚さ3切れ（23g）
塩分1.0g
15 kcal

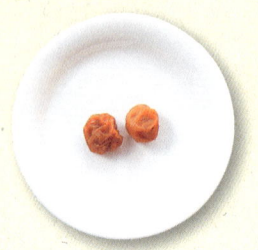

梅干し
小2個（5g）
塩分1.1g
2 kcal

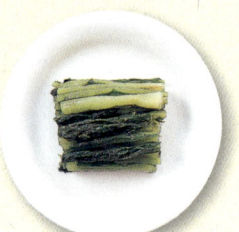

野沢菜漬け
小皿1皿（42g）
塩分1.0g
10 kcal

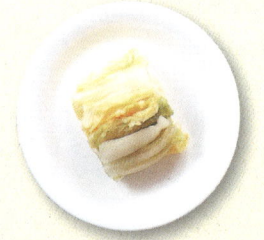

白菜漬け
小皿1皿（43g）
塩分1.0g
7 kcal

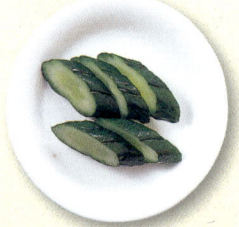

きゅうりの浅漬け
1cm厚さ5切れ（38g）
塩分1.0g
6 kcal

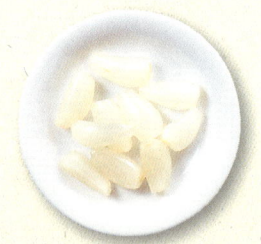

らっきょうの甘酢漬け
10個（40g）
塩分0.9g
46 kcal

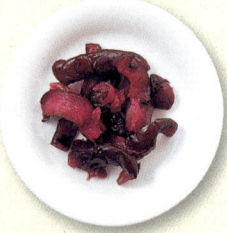

しば漬け
小皿1皿（25g）
塩分1.0g
8 kcal

Q これで塩分何グラム？ » キムチ

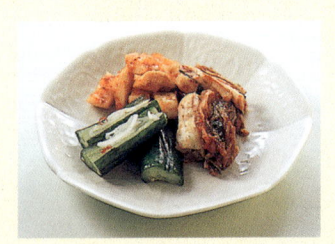

A 5.1g

白菜キムチ100gで塩分2.3g、大根キムチ50gで塩分1.8g、きゅうりキムチ50gで塩分1.0g。商品にもよりますが、白菜キムチの塩分は、和食の白菜漬けに比べてやや高く、1.2倍ほどです。

塩分1gの おやつ

塩分量はかならずしも食べたときの感覚と一致しないので注意が必要です。塩辛いお菓子はやはり高塩分ですが、気をつけたいのは甘辛味！ 塩が甘さを引き立てるため、実際に感じるよりも塩が多く含まれています。せんべいなら、塩せんべいよりしょうゆせんべいのほうが高塩分です。

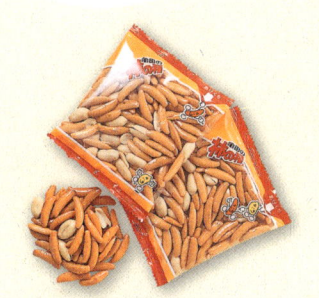

柿の種・ピーナッツ入り
75g
塩分1.0g
353 kcal

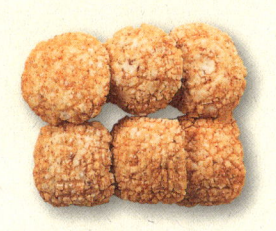

歌舞伎揚げ
6枚（60g）
塩分1.0g
315 kcal

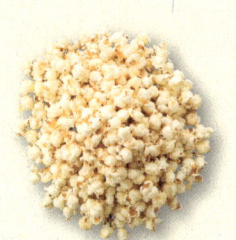

ポップコーン
1/2袋（43g）
塩分1.0g
208 kcal

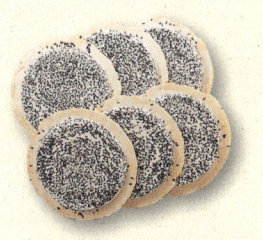

南部せんべい
6枚（70g）
塩分1.0g
300 kcal

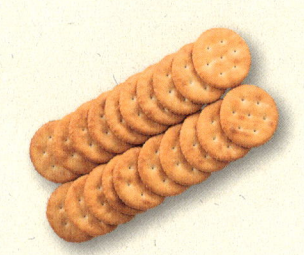

オイルスプレークラッカー
20枚（66g）
塩分1.0g
323 kcal

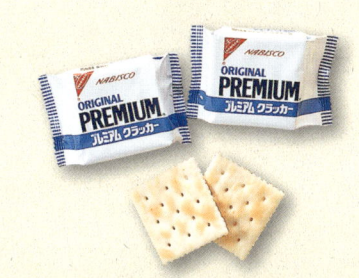

ソーダクラッカー
15枚（50g）
塩分1.0g
213 kcal

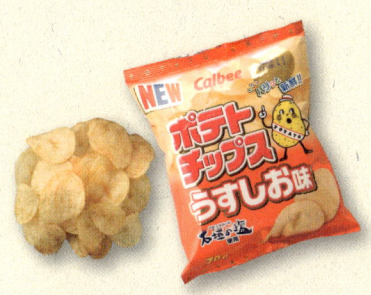

ポテトチップス
1と1/5袋弱（100g）
塩分1.0g
555 kcal

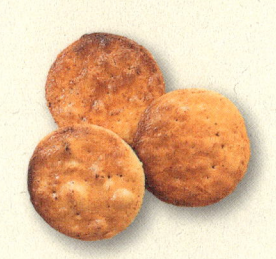

しょうゆせんべい
3枚（46g）
塩分1.0g
176 kcal

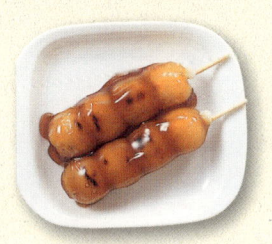

みたらし団子
2本（150g）
塩分1.0g
295 kcal

塩分とエネルギー量を考えた
おかずの組み合わせ例

この本で紹介したおかずや汁ものを組み合わせて、減塩献立を作りましょう！
主食には塩分ゼロのごはんを合わせて、1食塩分2g以下をキープ。
どれも塩分は控えめでも、充分食べごたえのある献立になりました。

ナッツ入り焼きつくねの献立
1人分 614 kcal　塩分 1.5g　カリウム 1423mg

食べごたえ充分、それでいて低塩分のつくねを主菜に。

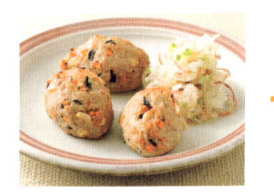

〈主菜〉
ナッツ入り焼きつくね 薬味おろし添え
塩分 0.1g
⇒ P36 参照

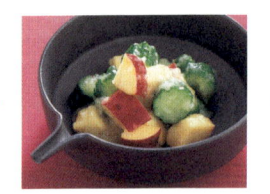

＋

〈副菜〉
さつまいもときゅうりの りんご酢あえ
塩分 0.5g
⇒ P48 参照

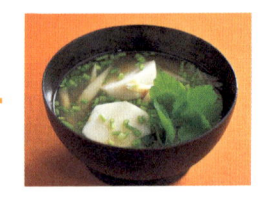

＋

〈汁もの〉
具だくさんの香りみそ汁
塩分 0.9g
⇒ P56 参照

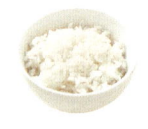

＋

〈主食〉
ごはん(150g)
塩分 0g

根みつばの牛肉巻きの献立
1人分 577 kcal　塩分 2.0g　カリウム 933mg

ピーナッツバターやカレー粉で、上手にコクや香りを補います。

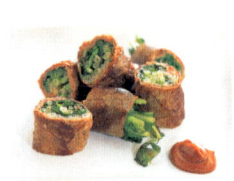

〈主菜〉
根みつばの牛肉巻き ピーナッツだれ
塩分 0.8g
⇒ P38 参照

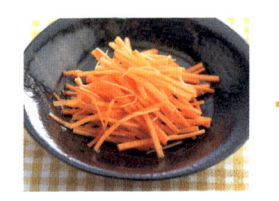

＋

〈副菜〉
にんじんとしょうがの カレー酢あえ
塩分 0.3g
⇒ P51 参照

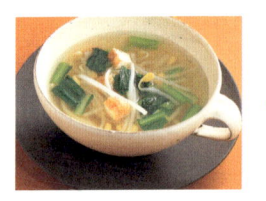

＋

〈汁もの〉
大豆もやしの 精進スープ
塩分 0.9g
⇒ P56 参照

＋

〈主食〉
ごはん(150g)
塩分 0g

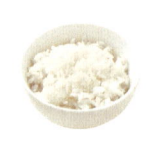

鶏肉のパリパリ焼きの献立

1人分　619 kcal　塩分 1.9g　カリウム 1273mg

塩分ゼロの副菜を組み入れて、塩分2.0g以下の献立に。

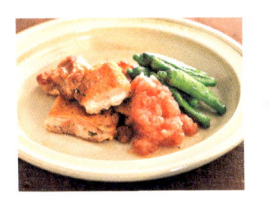

〈主菜〉
鶏肉のパリパリ焼き トマトおろし添え
塩分0.9g
⇒P39参照

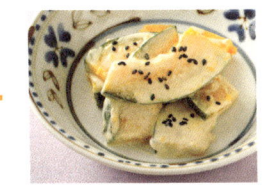

＋

〈副菜〉
かぼちゃのごま煮
塩分0g
⇒P61参照

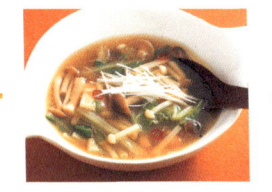

＋

〈汁もの〉
きのこのサンラータン
塩分1.0g
⇒P57参照

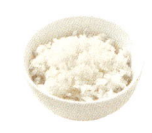

＋

〈主食〉
ごはん(150g)
塩分0g

白菜のあさり蒸しの献立

1人分　454 kcal　塩分 1.6g　カリウム 1260mg

主菜に汁けがある場合は、汁ものをやめて副菜2品にしても。

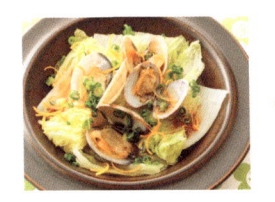

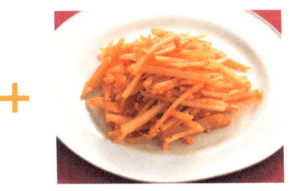

〈主菜〉
白菜のあさり蒸し
塩分0.9g
⇒P41参照

＋

〈副菜〉
じゃがいもと桜えびのチリソース炒め
塩分0.4g
⇒P49参照

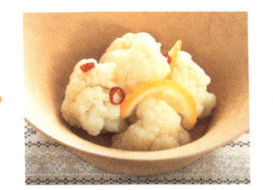

＋

〈副菜〉
カリフラワーの甘酢漬け
塩分0.3g
⇒P53参照

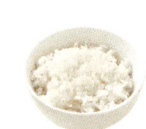

＋

〈主食〉
ごはん(150g)
塩分0g

ぶりのねぎ蒸しの献立

1人分　553 kcal　塩分 1.6g　カリウム 1040mg

うまみの強いぶりに、野菜たっぷりの副菜を合わせます。

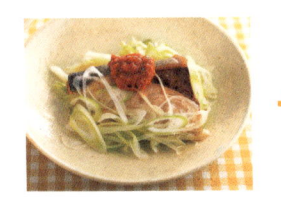

〈主菜〉
ぶりのねぎ蒸し 七味みそがけ
塩分0.8g
⇒P42参照

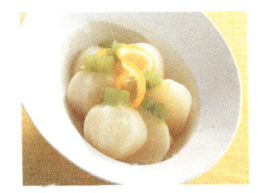

＋

〈副菜〉
かぶのレモン風味煮
塩分0.4g
⇒P50参照

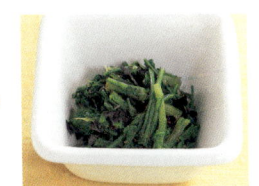

＋

〈副菜〉
春菊ののりおかかあえ
塩分0.4g
⇒P51参照

＋

〈主食〉
ごはん(150g)
塩分0g

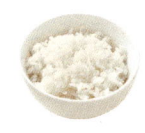

さけの梅じそはさみ揚げの献立

1人分 538 kcal　塩分 1.8g　カリウム 1415mg

コクのある揚げものと、さっぱり汁ものが好バランス。

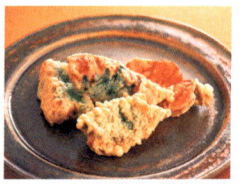

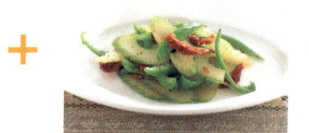

〈主菜〉
さけの梅じそはさみ揚げ
塩分0.9g
⇒P43参照

＋

〈副菜〉
ドライトマトとピーマン、セロリのにんにく炒め
塩分0.5g
⇒P52参照

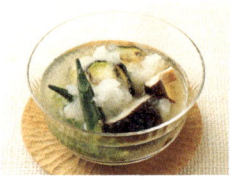

＋

〈汁もの〉
焼き野菜の冷製みぞれ汁
塩分0.4g
⇒P54参照

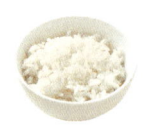

＋

〈主食〉
ごはん(150g)
塩分0g

豆腐のトマト煮の献立

1人分 659 kcal　塩分 0.9g　カリウム 1522mg

豆腐メインの主菜には、食べごたえのあるスープを合わせます。

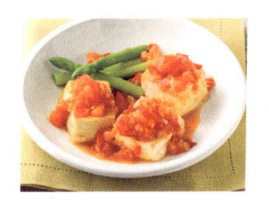

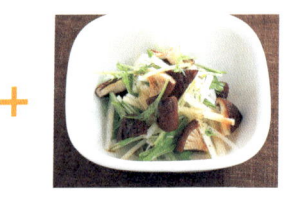

〈主菜〉
豆腐のトマト煮
塩分0.3g
⇒P44参照

＋

〈副菜〉
大根と焼きしいたけの山椒ドレッシング
塩分0.5g
⇒P53参照

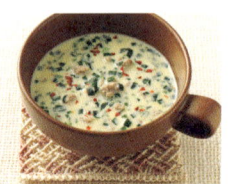

＋

〈汁もの〉
豚ひき肉とにらのピリ辛豆乳スープ
塩分0.1g
⇒P55参照

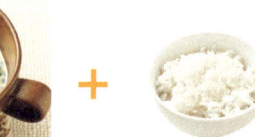

＋

〈主食〉
ごはん(150g)
塩分0g

ゆで卵とじゃがいも、ブロッコリーのグラタンの献立

1人分 744 kcal　塩分 1.4g　カリウム 1961mg

ごはんにも合う洋風献立。具だくさんスープなら満足感もアップ。

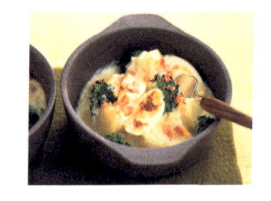

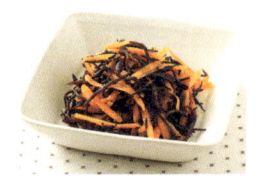

〈主菜〉
ゆで卵とじゃがいも、ブロッコリーのグラタン
塩分1.0g
⇒P47参照

＋

〈副菜〉
ひじきとにんじんのさっぱり炒め
塩分0g
⇒P61参照

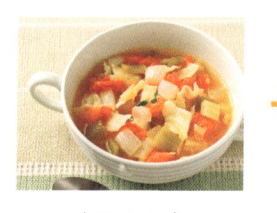

＋

〈汁もの〉
具だくさんトマトスープ
塩分0.4g
⇒P55参照

＋

〈主食〉
ごはん(150g)
塩分0g

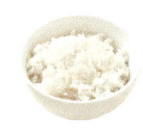

牛肉とみつばのチャーハンの献立

1人分 528 kcal　塩分 1.0g　カリウム 1317mg

野菜のサブおかずを2品組み合わせて、カリウム補給。

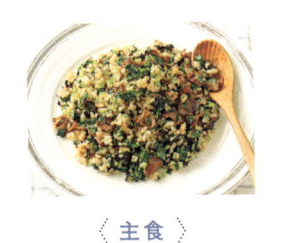

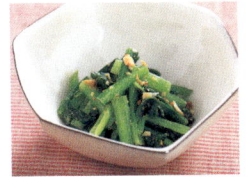

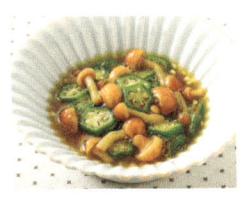

〈主食〉
牛肉とみつばのチャーハン
塩分0.6g
⇒ P63 参照

＋

〈副菜〉
小松菜のアーモンドみそあえ
塩分0.4g
⇒ P49 参照

＋

〈副菜〉
オクラとなめこのカレー風味煮びたし
塩分0g
⇒ P60 参照

エスニックあえそばの献立

1人分 449 kcal　塩分 1.3g　カリウム 1152mg

塩分をほぼ含まない日本そばは、減塩献立の強い味方です。

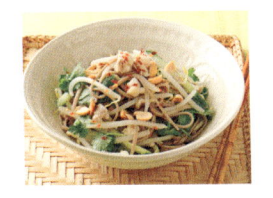

〈主食〉
エスニックあえそば
塩分0.9g
⇒ P65 参照

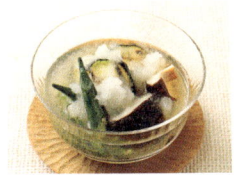

＋

〈副菜〉
中華風ピクルス
塩分0g
⇒ P58 参照

＋

〈汁もの〉
焼き野菜の冷製みぞれ汁
塩分0.4g
⇒ P54 参照

チキンとトマト、レタスのトーストサンドの献立

1人分 623 kcal　塩分 1.4g　カリウム 1443mg

パンの献立は高塩分になりがちなので気をつけましょう。

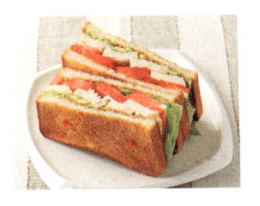

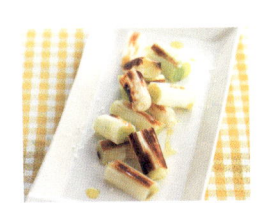

〈主食〉
チキンとトマト、レタスのトーストサンド
塩分1.0g
⇒ P67 参照

＋

〈副菜〉
焼きねぎのオリーブオイルがけ
塩分0.3g
⇒ P50 参照

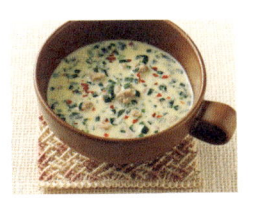

＋

〈汁もの〉
豚ひき肉とにらのピリ辛豆乳スープ
塩分0.1g
⇒ P55 参照

栄養価一覧

1人分(1回分)あたりの成分値です。
【日本食品標準成分表2010】(文部科学省)に基づいて算出しています。
同書に記載のない食品は、それに近い食品(代用品)の数値で算出しました。
市販品は、メーカーから公表された成分値のみ合計しています。

		掲載	エネルギー	たんぱく質	脂質	炭水化物	カリウム	カルシウム	鉄	ビタミンA(レチノール当量)	ビタミンB1	ビタミンB2	ビタミンC	コレステロール	食物繊維・総量	食塩相当量
		(ページ)	(kcal)	(g)	(g)	(g)	(mg)	(mg)	(mg)	(μg)	(mg)	(mg)	(mg)	(mg)	(g)	(g)
塩分2.0g前後 減塩メニュー朝ごはん	**一汁三菜 和の朝食献立**															
	さけの塩麹漬け焼き	12	162	22.9	4.2	6.5	564	37	0.7	20	0.17	0.22	11	59	1.2	0.8
	トマトのおかかのせ	12	14	0.6	0.1	3.5	158	5	0.2	34	0.04	0.04	11	0	0.8	0
	おかひじきのごまマヨあえ	12	135	3.1	12.7	3.8	320	197	1.7	117	0.08	0.09	8	14	2.4	0.3
	なめことみつばの赤だし	12	23	2.2	0.7	3.7	260	17	0.7	9	0.05	0.08	0	0	1.8	0.8
	ごはん	12	252	3.8	0.5	55.7	44	5	0.2	0	0.03	0.02	0	0	0.5	0
	献立合計		586	32.6	18.2	73.2	1346	261	3.5	180	0.37	0.43	30	73	6.7	1.9
	パンが主役 洋の朝食献立															
	スクランブルエッグ	14	190	11.8	13.5	3.5	203	72	1.9	171	0.07	0.42	4	384	0.3	0.6
	レタスのレモンサラダ	14	26	0.5	0.6	5.3	133	26	0.2	11	0.04	0.03	28	0	1.8	0.2
	オニオングラタン風スープ	14	59	2.5	2.9	7.1	216	43	0.3	141	0.09	0.15	5	2	2.0	0.6
	はちみつりんごヨーグルト	14	80	1.9	1.6	15.8	154	62	0	18	0.03	0.08	3	6	0.9	0.1
	ライ麦パン	14	132	4.2	1.1	26.4	95	8	0.7	0	0.08	0.03	0	0	2.8	0.6
	献立合計		487	20.9	19.7	58.1	801	211	3.1	341	0.31	0.71	40	392	7.8	2.1
塩分2.0g前後 減塩メニュー昼ごはん	**具だくさん麺の献立**															
	豚にらちゃんぽん風麺	16	425	18.0	14.2	53.3	572	88	1.3	83	0.39	0.22	37	36	4.5	1.6
	長いものきな粉揚げ	16	99	2.1	4.1	14.0	333	17	0.6	4	0.07	0.02	4	0	1.0	0.3
	いちご	16	41	1.1	0.1	10.2	204	20	0.4	1	0.04	0.02	74	0	1.7	0
	献立合計		565	21.2	18.4	77.5	1109	125	2.3	88	0.50	0.26	115	36	7.2	1.9
	ふんわり あんかけ丼の献立															
	えびと豆腐のあんかけ卵丼	18	462	19.4	3.8	84.3	516	87	1.3	38	0.19	0.19	32	126	2.2	1.3
	ひじきとにんじんのごまポン酢サラダ	18	65	1.3	4.2	7.5	379	91	3.0	303	0.05	0.09	8	0	3.5	0.7
	緑茶	18	8	2.0	0.0	微量	510	6	0.3	0	0.03	0.17	29	0	—	0
	献立合計		535	22.7	8.0	91.8	1405	184	4.6	341	0.27	0.45	69	126	5.7	2.0
塩分2.0g前後 減塩メニュー晩ごはん	**魚が主菜の和風献立**															
	きんめだいのあつあつごま油がけ	20	256	18.9	18.1	2.6	397	56	0.6	120	0.06	0.09	16	60	0.7	0.9
	漬けものサラダ	20	12	0.4	0.1	2.0	116	15	0.1	12	0.04	0.02	13	0	0.7	0.5
	焼き野菜と厚揚げのおかか塩	20	137	8.1	6.2	13.7	553	176	2.0	8	0.13	0.06	48	2	2.9	0.3
	わかめとしめじの即席すまし汁	20	5	0.5	0.1	1.2	54	9	0.1	2	0.02	0.02	1	0	0.8	0.5
	ごはん	20	252	3.8	0.5	55.7	44	5	0.2	0	0.03	0.02	0	0	0.5	0
	献立合計		659	31.8	25.0	75.2	1164	261	3.0	142	0.28	0.21	78	62	5.6	2.2

減塩メニュー晩ごはん 塩分2.0g前後

	掲載	エネルギー	たんぱく質	脂質	炭水化物	カリウム	カルシウム	鉄	ビタミンA(レチノール当量)	ビタミンB1	ビタミンB2	ビタミンC	コレステロール	食物繊維‥総量	食塩相当量
	(ページ)	(kcal)	(g)	(g)	(g)	(mg)	(mg)	(mg)	(μg)	(mg)	(mg)	(mg)	(mg)	(g)	(g)
【洋風煮込みの献立】															
豚肉と大豆のトマト煮	22	380	25.6	22.6	16.5	690	54	1.6	97	0.18	0.27	18	123	4.1	1.0
焼きエリンギと小松菜のゆずマリネ	22	30	2.6	1.2	5.7	465	78	1.4	117	0.11	0.20	18	0	3.0	0.2
せりのごまヨーグルトあえ	22	74	3.0	4.9	5.0	230	40	1.3	83	0.03	0.08	10	1	1.9	0.5
ごはん	22	252	3.8	0.5	55.7	44	5	0.2	0	0.03	0.02	0	0	0.5	0
献立合計		736	35.0	29.2	82.9	1429	177	4.5	297	0.35	0.57	46	124	9.5	1.7
【野菜たっぷり 鍋の献立】															
甘塩ざけと白菜の酒鍋	24	274	24.2	14.2	16.5	987	221	2.2	70	0.24	0.29	63	51	5.4	1.9
里いものくるみみそあえ	24	88	2.3	3.9	12.0	528	18	0.7	6	0.07	0.03	6	0	2.3	0.4
ごはん	24	252	3.8	0.5	55.7	44	5	0.2	0	0.03	0.02	0	0	0.5	0
献立合計		614	30.3	18.6	84.2	1559	244	3.1	76	0.34	0.34	69	51	8.2	2.3
【魚の蒸しものの献立】															
ぶりと白菜の昆布蒸し	26	260	21.2	16.0	7.8	648	47	1.5	52	0.26	0.39	20	65	2.2	0.8
わかめのしょうが炒め	26	30	0.6	2.1	2.9	65	16	0.2	107	0.01	0.01	1	0	1.3	0.4
根菜たっぷり汁	26	59	1.9	2.4	8.1	345	68	0.9	135	0.05	0.05	12	0	3.0	0.9
胚芽精米ごはん	26	200	3.2	0.7	43.7	61	6	0.2	0	0.10	0.01	0	0	1.0	0
献立合計		549	26.9	21.2	62.5	1119	137	2.8	294	0.42	0.46	33	65	7.5	2.1
【鶏肉の煮ものの献立】															
鶏肉と根菜の煮もの	28	173	16.1	6.0	13.3	580	27	0.9	273	0.13	0.20	29	69	2.0	1.2
ピーマンとえのきの塩昆布あえ	28	21	1.3	0.6	4.6	184	17	0.5	17	0.07	0.05	38	0	2.2	0.2
じゃがいもとにらのみそ汁	28	84	3.6	2.9	11.3	387	41	0.9	44	0.07	0.06	20	0	1.4	0.9
胚芽精米ごはん	28	200	3.2	0.7	43.7	61	6	0.2	0	0.10	0.01	0	0	1.0	0
献立合計		478	24.2	10.2	72.9	1212	91	2.5	334	0.37	0.32	87	69	6.6	2.3
【豆腐ソテーの献立】															
豆腐ソテーのから酢がけ 野菜炒め添え	30	323	12.0	22.0	18.1	527	211	2.5	46	0.17	0.16	88	0	3.3	1.0
ほうれん草とれんこんの煮びたし	30	53	3.0	2.0	7.7	691	80	1.9	263	0.13	0.17	38	0	3.0	0.3
長いもともずく、キウイの酢のもの	30	40	0.9	0.2	8.7	183	20	0.2	7	0.03	0.04	19	0	1.5	0.2
ごはん	30	252	3.8	0.5	55.7	44	5	0.2	0	0.03	0.02	0	0	0.5	0
献立合計		668	19.7	24.7	90.2	1445	316	4.8	316	0.36	0.39	145	0	8.3	1.5
【豚肉のしょうが焼きの献立】															
豚肉のしょうが焼き	32	202	17.7	10.3	8.1	494	30	0.9	22	0.76	0.20	30	54	1.4	0.8
かぶとにんじんの粒マスタードあえ	32	20	0.5	0.5	3.5	134	16	0.2	102	0.03	0.02	7	0	0.9	0.2
かぶの葉としめじのみそ汁	32	25	2.6	0.6	4.4	299	89	1.0	70	0.08	0.11	26	0	2.3	0.9
胚芽精米ごはん	32	200	3.2	0.7	43.7	61	6	0.2	0	0.10	0.01	0	0	1.0	0
献立合計		447	24.0	12.1	59.7	988	141	2.3	194	0.97	0.34	63	54	5.6	1.9

分類	料理名	掲載(ページ)	エネルギー(kcal)	たんぱく質(g)	脂質(g)	炭水化物(g)	カリウム(mg)	カルシウム(mg)	鉄(mg)	ビタミンA(レチノール当量)(μg)	ビタミンB1(mg)	ビタミンB2(mg)	ビタミンC(mg)	コレステロール(mg)	食物繊維・総量(g)	食塩相当量(g)
塩分1.0g以下 メインおかず	ナッツ入り焼きつくね 薬味おろし添え	36	232	17.7	12.4	12.4	611	39	1.8	141	0.73	0.21	14	50	2.9	0.1
	ゆで豚とナムルの葉っぱ巻き	37	293	11.6	23.4	7.9	528	44	1.2	186	0.40	0.19	17	42	2.7	1.0
	根みつばの牛肉巻き ピーナッツだれ	38	252	19.1	16.8	4.6	501	26	1.9	45	0.10	0.22	7	55	1.5	0.8
	鶏肉のパリパリ焼き トマトおろし添え	39	198	13.7	13.4	4.5	422	18	0.6	49	0.09	0.17	20	78	1.4	0.9
	さけのごま焼き	40	266	19.3	12.0	21.0	773	212	2.9	101	0.28	0.32	87	37	4.2	1.0
	白菜のあさり蒸し	41	47	3.9	0.8	7.4	415	99	2.1	21	0.06	0.12	45	16	2.7	0.9
	ぶりのねぎ蒸し 七味みそがけ	42	246	18.1	15.5	6.2	406	23	1.4	41	0.20	0.31	6	58	1.2	0.8
	さけの梅じそはさみ揚げ	43	192	20.0	8.3	7.9	336	38	0.7	27	0.14	0.22	1	47	0.6	0.9
	豆腐のトマト煮	44	181	12.4	9.6	12.4	618	204	2.1	61	0.24	0.15	25	0	3.0	0.3
	もちもち豆腐の落とし焼き	45	147	11.6	7.9	7.2	366	133	1.4	28	0.12	0.09	15	15	1.1	0.7
	香味野菜のオムレツ しょうがあんかけ	46	208	10.9	14.6	6.9	350	67	1.8	178	0.08	0.41	7	347	1.5	0.6
	ゆで卵とじゃがいも、ブロッコリーのグラタン	47	363	17.4	15.1	39.2	1036	234	2.0	174	0.30	0.57	90	259	3.6	1.0
塩分0.5g以下 サブおかず	さつまいもときゅうりのりんご酢あえ	48	80	1.0	0.1	19.2	306	29	0.4	14	0.06	0.03	19	0	1.7	0.5
	じゃがいもと桜えびのチリソース炒め	49	117	2.5	3.2	19.7	465	25	0.5	4	0.10	0.04	36	7	1.6	0.4
	小松菜のアーモンドみそあえ	49	64	3.0	4.4	4.6	469	156	2.7	208	0.09	0.18	31	0	2.4	0.5
	かぶのレモン風味煮	50	34	0.6	0.6	7.2	201	25	0.2	3	0.03	0.03	24	1	1.5	0.4
	焼きねぎのオリーブオイルがけ	50	39	0.4	2.1	5.4	135	23	0.2	1	0.03	0.03	8	2	1.7	0.3
	春菊ののりおかかあえ	51	21	2.5	0.3	3.5	389	98	1.5	313	0.09	0.14	16	1	2.7	0.4
	にんじんとしょうがのカレー酢あえ	51	27	0.3	0.1	6.4	143	14	0.1	340	0.02	0.02	2	0	1.3	0.3
	ドライトマトとピーマン、セロリのにんにく炒め	52	63	2.0	3.3	7.7	572	41	0.8	16	0.06	0.06	31	0	2.6	0.5
	大根と焼きしいたけの山椒ドレッシング	53	41	1.8	2.2	4.9	308	56	0.7	22	0.06	0.10	20	0	2.3	0.5
	カリフラワーの甘酢漬け	53	38	2.4	0.1	7.7	336	20	0.5	2	0.05	0.09	66	0	2.4	0.3
塩分1.0g以下 スープ・汁もの	焼き野菜の冷製みぞれ汁	54	31	2.1	0.2	6.8	463	48	0.5	22	0.08	0.10	21	0	3.3	0.4
	具だくさんトマトスープ	55	79	2.1	3.3	11.6	593	48	0.6	40	0.08	0.05	43	0	2.7	0.4
	豚ひき肉とにらのピリ辛豆乳スープ	55	185	15.4	10.8	5.3	552	34	2.1	76	0.50	0.17	5	34	1.0	0.1
	具だくさんの香りみそ汁	56	50	2.4	0.4	9.8	462	27	0.7	16	0.06	0.05	5	0	2.5	0.9
	大豆もやしの精進スープ	56	46	3.9	2.4	3.5	245	77	1.1	40	0.08	0.09	8	0	2.4	0.9
	きのこのサンラータン	57	47	3.7	0.6	8.9	422	30	1.4	4	0.14	0.24	10	1	2.7	1.0
塩分0g お助けおかず	中華風ピクルス	58	40	1.0	0.2	7.4	298	25	0.3	38	0.05	0.07	70	0	2.0	0
	いんげんのトマト煮	59	75	2.2	3.3	10.6	451	40	1.0	69	0.09	0.10	17	0	2.6	0
	ごぼうのこしょう炒め	59	64	1.1	3.1	8.5	176	24	0.4	0	0.03	0.02	2	0	3.0	0
	オクラとなめこのカレー風味煮びたし	60	19	1.2	0.1	4.8	174	27	0.6	12	0.05	0.06	2	0	2.2	0
	ピーマンとしめじのナムル	60	24	1.4	1.3	3.7	212	5	0.3	10	0.07	0.07	26	0	2.2	0
	かぼちゃのごま煮	61	122	3.2	4.9	16.7	385	26	0.8	248	0.06	0.08	32	0	3.2	0
	ひじきとにんじんのさっぱり炒め	61	50	0.7	3.1	6.2	288	77	2.8	184	0.03	0.07	1	0	2.8	0

		掲載	エネルギー	たんぱく質	脂質	炭水化物	カリウム	カルシウム	鉄	ビタミンA（レチノール当量）	ビタミンB1	ビタミンB2	ビタミンC	コレステロール	食物繊維・総量	食塩相当量
		(ページ)	(kcal)	(g)	(g)	(g)	(mg)	(mg)	(mg)	(µg)	(mg)	(mg)	(mg)	(mg)	(g)	(g)
塩分1.0g以下 ごはん・麺・パン	里いもの玄米リゾット	62	399	9.6	10.7	66.8	845	127	1.7	77	0.36	0.34	16	9	5.0	0.1
	牛肉とみつばのチャーハン	63	445	20.7	14.6	56.5	674	42	2.7	180	0.34	0.31	12	52	4.1	0.6
	雑穀ごはんの混ぜずし	64	350	15.8	10.9	44.2	398	92	1.4	50	0.27	0.10	3	36	2.1	0.4
	エスニックあえそば	65	378	23.1	14.2	39.3	391	41	2.2	39	0.23	0.22	11	74	4.2	0.3
	焼きなすとサーモン、ほうれん草の冷製パスタ	66	528	24.4	20.8	58.0	1187	191	2.7	287	0.40	0.41	31	49	6.0	0.5
	チキンとトマト、レタスのトーストサンド	67	399	20.1	17.0	42.2	756	46	1.3	76	0.19	0.17	24	47	4.5	1.0
塩分1.5g以下 減塩お弁当	【あじのソテーマリネ弁当】															
	あじのソテーマリネ	70	209	19.0	7.2	17.7	965	48	1.3	145	0.24	0.23	47	62	3.4	0.3
	ほうれん草ともやしのおかかあえ	70	18	2.8	0.2	1.8	312	23	1.0	140	0.06	0.10	16	4	1.4	0.1
	キャベツとりんごの蒸し煮	70	45	0.8	0.2	8.9	156	25	0.2	3	0.03	0.02	22	0	1.5	0.2
	雑穀ごはん	70	253	4.4	0.7	54.8	64	5	0.6	0	0.06	0.02	0	0	0.4	0
	弁当合計		525	27.0	8.3	83.2	1497	101	3.1	288	0.39	0.37	85	66	6.7	0.6
	【かじきのねぎごまみそ焼き弁当】															
	かじきのねぎごまみそ焼き	72	113	19.4	2.8	1.7	336	34	0.8	6	0.09	0.07	2	37	0.6	0.6
	小松菜としめじのカレー炒め	72	53	2.0	4.4	3.5	412	87	1.6	131	0.11	0.13	22	0	2.5	0.3
	にんじんと玉ねぎの酢のもの	72	48	0.6	0.1	9.5	143	17	0.1	204	0.03	0.02	0	0	1.4	0.3
	ごはん（黒いりごまをふる）	72	254	3.8	0.6	55.7	45	8	0.2	0	0.03	0.02	0	0	0.5	0
	オレンジ	72	16	0.4	0.0	3.9	56	8	0.1	4	0.04	0.01	16	0	0.3	0
	弁当合計		484	26.2	7.9	74.3	992	154	2.8	345	0.30	0.25	44	37	5.3	1.2
	【トマト牛丼弁当】															
	トマト牛丼	74	480	21.9	12.9	65.6	636	56	2.2	129	0.18	0.39	20	266	2.3	0.6
	ブロッコリーとじゃがいものサラダ	74	79	2.0	4.2	8.9	263	17	0.5	21	0.08	0.07	48	0	2.0	0
	パプリカとれんこんの山椒炒め	74	72	1.1	4.1	8.3	239	10	0.4	44	0.06	0.07	99	0	1.4	0
	キウイ	74	24	0.5	0.0	6.1	131	15	0.1	3	0.00	0.01	31	0	1.1	0
	弁当合計		655	25.5	21.2	88.9	1269	98	3.2	197	0.32	0.54	198	266	6.8	0.6
	【豚肉のから揚げ弁当】															
	豚肉のから揚げ トマトソース	76	217	13.1	12.6	11.4	379	14	0.7	35	0.58	0.15	15	40	1.0	0.3
	焼きアスパラとエリンギ	76	16	2.2	0.3	4.1	265	6	0.3	9	0.10	0.16	6	0	2.3	0
	いんげんとにんじんの桜えび煮	76	24	2.6	0.2	3.3	168	80	0.3	151	0.03	0.05	3	21	1.2	0.1
	玄米ごはん	76	248	4.2	1.5	53.4	143	11	0.9	0	0.24	0.03	0	0	2.1	0
	りんご	76	28	0.2	0.0	7.4	56	2	0.0	2	0.02	0	2	0	0.8	0
	弁当合計		533	22.3	14.6	79.6	1011	113	2.2	197	0.97	0.39	25	61	7.4	0.4

STAFF

新規取材分 》

料理製作　検見﨑聡美
調理アシスタント　大木詩子
写真　柿崎真子
スタイリング　深川あさり

料理製作（五十音順）　今泉久美／岩﨑啓子／大島菊枝／ほりえさわこ
写真（五十音順）　岡本真直／木村 拓／柴田好利／中村 淳／原ヒデトシ

アートディレクション　近藤圭悟（参画社）
デザイン　熊川美幸（参画社）
イラスト　別府麻衣
校正　滄流社
取材　久保木 薫

＊本書は月刊『栄養と料理』2015年2月号／2014年2月号／2010年2月号／2009年2月号の特集記事に加筆・訂正を加え、新たに取材した記事を合わせて構成・書籍化したものです。

塩分1日6g
減塩おかずとお弁当

2015年9月16日　初版第1刷発行
2021年4月20日　初版第2刷発行

編　者　女子栄養大学出版部『栄養と料理』
発行者　香川明夫
発行所　女子栄養大学出版部
http://www.eiyo21.com

〒170-8481
東京都豊島区駒込3-24-3
電話　03-3918-5411（営業）
　　　03-3918-5301（編集）
振替　00160-3-84647

印刷所　凸版印刷株式会社

＊乱丁本・落丁本はお取り替えいたします。
＊本書の内容の無断転載・複写を禁じます。また本書を代行業者等の第三者に依頼して電子複製を行うことは一切認められておりません。

ISBN978-4-7895-1842-0
©Kagawa Education Institute of Nutrition 2015,
Printed in Japan